Katharina von der Gathen

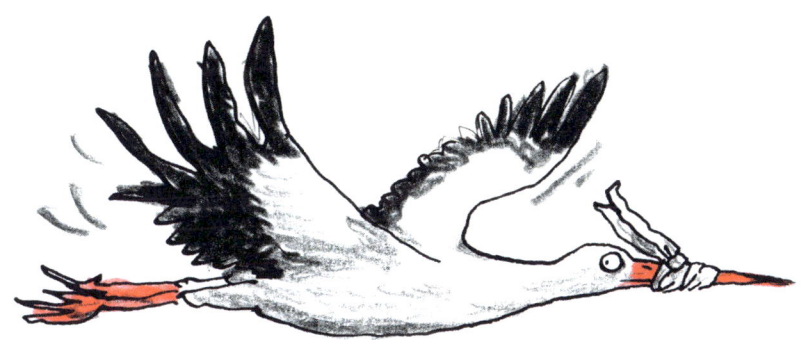

Hvordan føles sex?

– og 99 andre spørgsmål fra børn om krop og seksualitet

Illustrationer af Anke Kuhl

På dansk ved Mille Husballe Kristensen

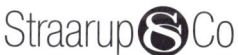

Katharina von der Gathen har studeret specialpædagogik og har derudover en tillægsuddannelse som seksualpædagog. Hun optræder ofte som gæstelærer på skoler, hvor hun afholder workshops for børn og unge. Spørgsmålene i denne bog er stillet af børn i grundskolen under et af Katharinas projekter på uddannelsen til seksualpædagog.

Anke Kuhl har arbejdet som illustrator i kunstnersammenslutningen Ateliergemeinschaft LABOR, som holder til i Frankfurt. For forlaget Klett Kinderbuch har hun allerede illustreret flere bøger – blandt andet *Alles Familie!*, der er blevet belønnet med den tyske ungdomslitteraturpris, og bogen *Alle Kinder: Ein ABC der Schadenfreude*.

Hvorfor og hvordan er bogen blevet til?

Dette er en bog fyldt med spørgsmål fra mange forskellige børn. Over en længere periode har de sammen med mig brugt en del af deres skoletid på at beskæftige sig med kroppe, pubertet, kærlighed og seksualitet. I løbet af perioden har de kunnet skrive spørgsmål og putte sedlerne i en kasse – uden at skrive navn på. Jeg lovede, at alle spørgsmål ville blive besvaret.

Et udvalg af spørgsmålene er samlet i denne bog. Til at supplere spørgsmålene har illustrator Anke Kuhl tegnet nogle spændende og sjove billeder, der giver stof til eftertanke. Efter hvert billede og spørgsmål kan man læse mit svar. Lige så tilfældigt som børnenes spørgsmål lå i kassen, lige så tilfældigt optræder de i bogen. Man kan derfor læse og kigge i den både forfra og bagfra – eller på kryds og tværs. I indholdsfortegnelsen bagest i bogen kan man få en oversigt over spørgsmålene og se, hvor de står.

Jeg takker alle de børn, der har stillet mig spørgsmål! Uden jeres nysgerrighed, jeres tillid og jeres åbenhed var denne bog aldrig blevet til.

Katharina von der Gathen

1

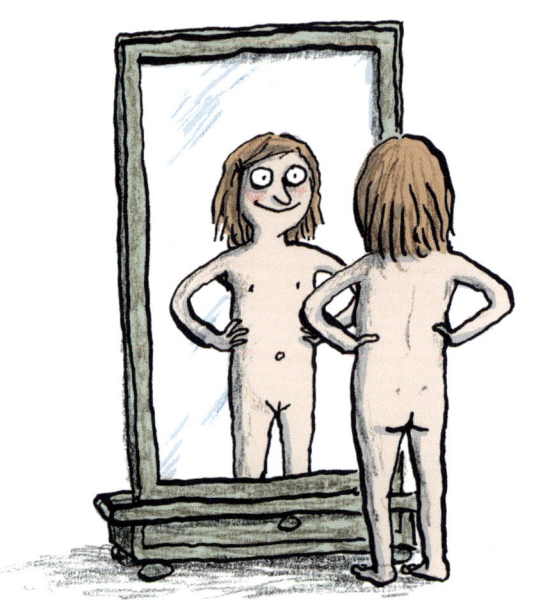

Hvorfor er
kroppe forskellige?

Hvorfor er kroppe forskellige?

Alle kroppe er unikke, og alle mennesker har deres egen helt særlige krop. Vi lever med kroppen. Vi kan bevæge den, føle og se på den. Nogle gange gør den også ting, som vi ikke kan styre: Pludselig vokser den, begynder at klø forskellige steder, eller den bliver syg.

Din krop eksisterer kun én gang i denne verden – og du står med dine følelser midt i den. Derfor er det vigtigt at lære din krop rigtig godt at kende og få en forståelse af, hvordan den fungerer. Så kan du se, hvilket mirakel din krop er!

2

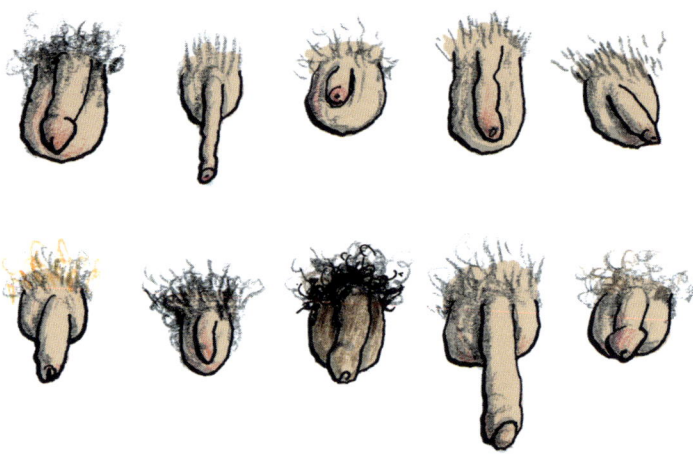

Findes der
forskellige penisser?

Findes der forskellige penisser?

Alle drenge og mænd har en penis, og den kan man ikke selv vælge. Hver penis ser forskellig ud: Nogle er lange, nogle tynde, nogle korte og tykke, andre store ... Penisser findes i alle mulige størrelser og former. Det er ligesom med næser, som er meget forskellige fra menneske til menneske.

3

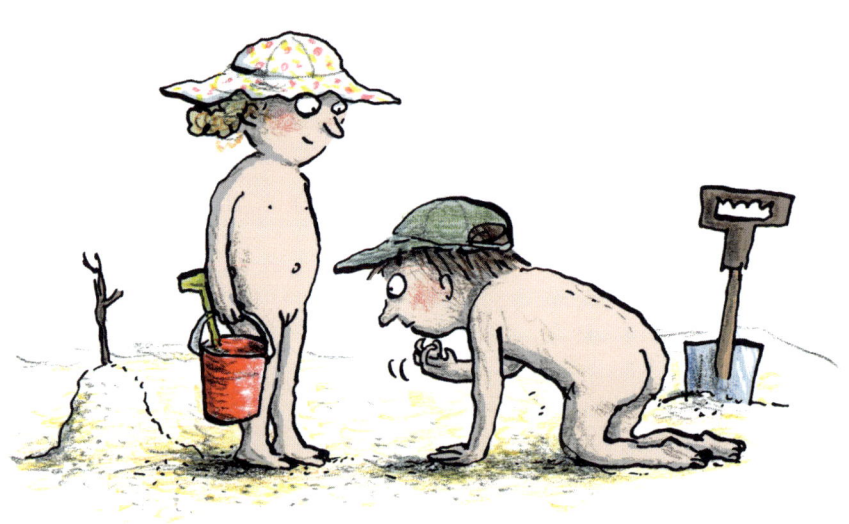

Hvorfor har piger
en skede?

Hvorfor har piger en skede?

Fra naturens side er vi indrettet smart: Piger har en skede, og drenge har en penis. Vi har brug for begge organer for at kunne formere os. I skeden kan man finde:

- De ydre og indre kønslæber.
- Klitoris, som sidder foroven godt gemt under en lille hætte.
- Et lille hul, der sidder lidt under klitoris, hvor tisset kommer ud (det er enden af urinrøret).
- Skedeåbningen.

Skeden er den fingerlange tunnel, der fører fra skedeåbningen og op i den indre krop. Når en kvinde og en mand har sex, kan kvinden lade mandens stive penis glide ind i sin skede, og når en pige har sin menstruation, kommer der blod ud af skeden. Det er også gennem skeden, at et barn kommer til verden, når en kvinde føder.

4

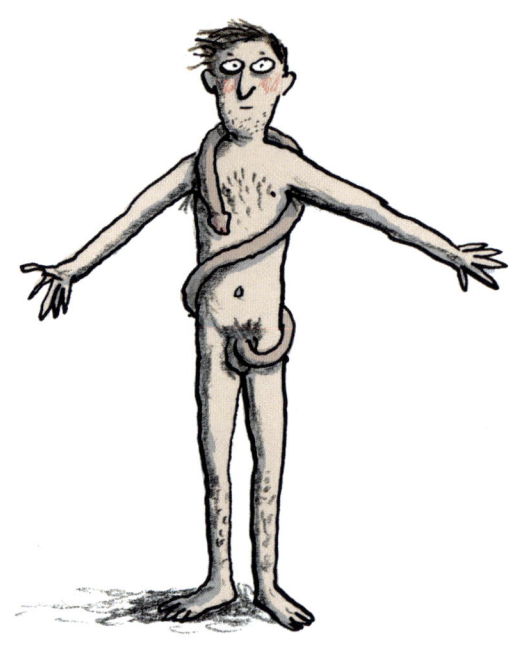

Hvor lang kan
en penis blive?

Hvor lang kan en penis blive?

Da alle penisser er forskellige, kan man ikke sige noget generelt om, hvor lang en penis kan blive. Mange penisser ser ved første øjekast meget små ud. Men når blodet løber til og samler sig inde i penissen, som derved bliver stiv, kan den pludselig se temmelig stor ud. Forskere har på et tidspunkt opmålt flere forskellige penisser. Konklusionen på undersøgelsen var, at en voksen mands stive penis i gennemsnit er cirka 14 cm lang, men alt mellem 5 til 25 cm anses for at være normal længde. En penis kan i øvrigt vokse, indtil en mand er 20 år gammel.

5

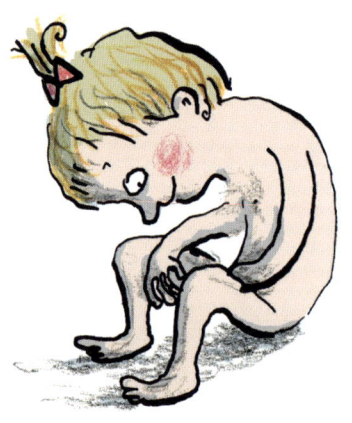

Bliver piger født
med en klitoris?

Bliver piger født med en klitoris?

Ja! Også selv om den nogle gange er gemt under en
hætte. Man kan mærke den som en lille bule oven for
skeden. Det er et organ, som kun har én funktion ... lyst!
Ligesom penishovedet hos drenge er klitoris også meget
følsom ved berøring. Selv små babyer kan mærke lyst,
når de gnider sig på klitoris.

6

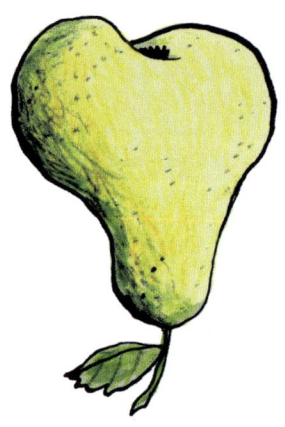

HVOR STOR ER
LIVMODEREN?

Hvor stor er livmoderen?

Livmoderen ligner en pære, der er vendt på hovedet – og
den har også nogenlunde samme størrelse som en pære.
Den kan udvide sig meget på grund af et tykt muskellag.
Så meget, at der faktisk er plads til en færdigudviklet
baby. På det tidspunkt er livmoderen næsten lige så stor
som en vandmelon.

7

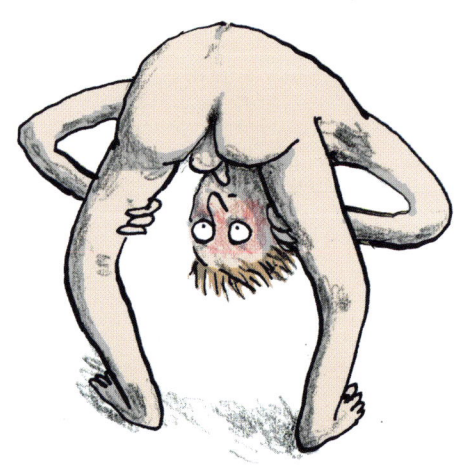

Hvorfor har drenge
en pung bag
ved tissemanden?

Hvorfor har drenge en pung bag ved tissemanden?

Inde i pungen ligger testiklerne som to små kugler. Hos unge drenge er testiklerne ikke større end små glaskugler. Senere får de størrelse som valnødder. Testiklerne er ret bevægelige. Nogle gange vandrer de så langt opad, at man kunne tro, at pungen var tom. Men for det meste falder de ret hurtigt ned igen. Det er også i pungen, at der senere bliver dannet sædceller.

Pungen er et utroligt klimaanlæg: Når det er for varmt for sædcellerne inde i kroppen, hænger pungen simpelthen bare længere ned fra kroppen. Den kan blive ret lang, når den får varme. Og når det bliver for koldt for sædcellerne, trækker pungen sig sammen, så den kan være tættest muligt på den varme krop.

8

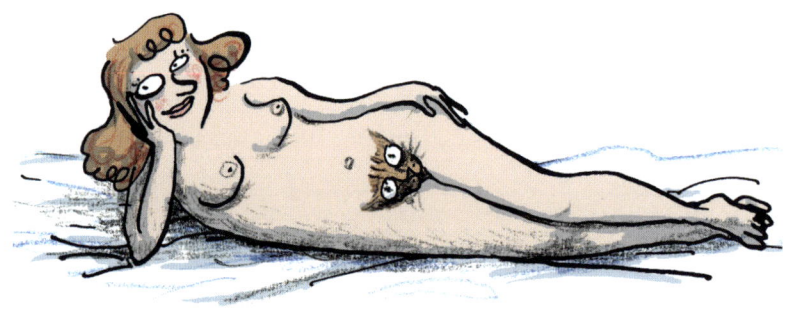

Hvorfor kalder
man skeden for mis?

Hvorfor kalder man skeden for mis?

Mis er et af de mange navne for skeden. Mange af navnene ved man ikke, hvor stammer fra – og sådan er det også med mis. Men måske har navnet noget at gøre med, at man bruger mis om en kælen kat, som man har et nært forhold til, og også som et lokkeord, når man gerne vil ae den. Desuden er en kat – eller mis – også blød, varm og behåret ligesom en kvindes kønsorganer.

9

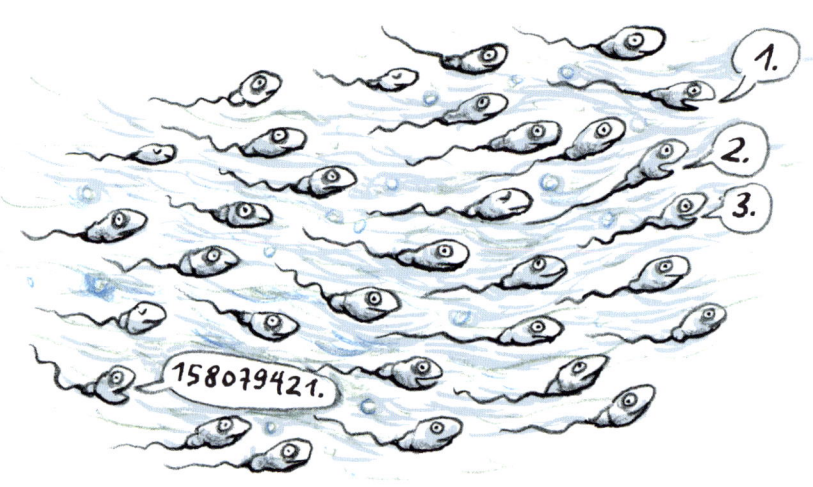

Hvor meget sæd producerer en mand?

Hvor meget sæd producerer en mand?

Når puberteten først går i gang, bliver der produceret rigtig mange sædceller i pungen: mere end 100 millioner om dagen! Sædcellerne kaldes også sperm. Pungen er som en lille fabrik, hvor der hele tiden fremstilles og opbevares ny sperm, mens den sperm, der ikke er frisk længere, nedbrydes. Fra puberteten og til man dør, er denne fabrik altid i gang med sædproduktionen.

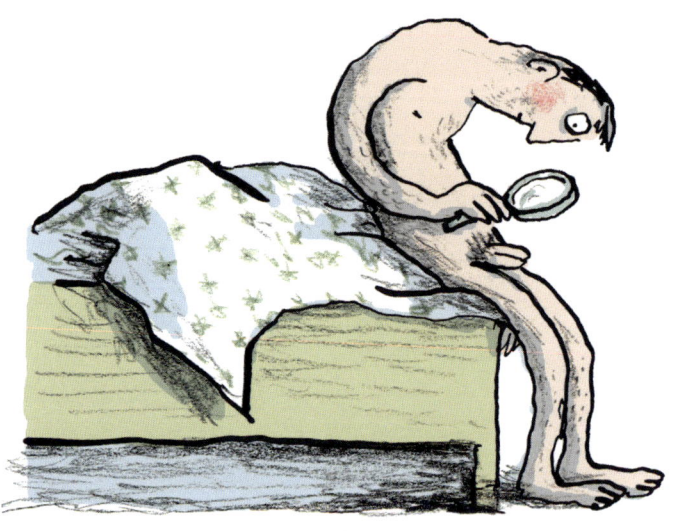

Hvor stor er en sædcelle?

Hvor stor er en sædcelle?

Sædceller er så små, at man ikke kan se dem med det blotte øje. Når en stor dreng eller en mand rammer højdepunktet af sin seksuelle lyst, får han udløsning, og så sprøjter eller bobler der en hvidlig væske fra hans penis (cirka en teskefuld). I væsken svømmer sædcellerne, og der er 400 millioner af dem. Under et mikroskop kan man se, at de ligner små haletudser! En sædcelle er meget, meget, meget lille. Kvindens ægceller er større – men til sammenligning stadig 'kun' på størrelse med den spidse ende af en knappenål.

11

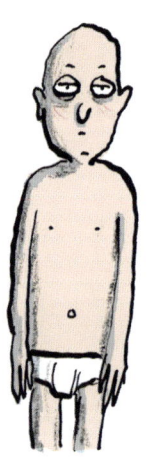
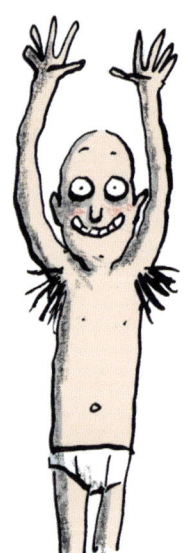

Hvorfor vokser
der hår
på kroppen?

Hvorfor vokser der hår på kroppen?

Man kan se, at vores forfædre var dyr med pels ud fra den mængde hår, som vi i dag har på hele kroppen. Over det meste af kroppen er vores pels forsvundet. Det hår, som stadig er tilbage, hjælper os: På hovedet varmer det os, under armhulen lader det nemmere sveden fordampe, og vores øjenbryn og vipper beskytter os mod øjensygdomme. Desuden hjælper de mange små hovedhår os til bedre at mærke berøringer – for eksempel når nogen aer os. Håret ved skeden og penis samt håret under armhulerne og på benene vokser først, når man er mellem 9 og 12 år. Det er et tydeligt tegn på, at man er ved at blive voksen. Den nye voksenduft bliver siddende i det nye hår. Mange mennesker synes godt om håret under armhulerne eller ved skeden og penis, mens andre barberer sig eller plukker hårene af.

12

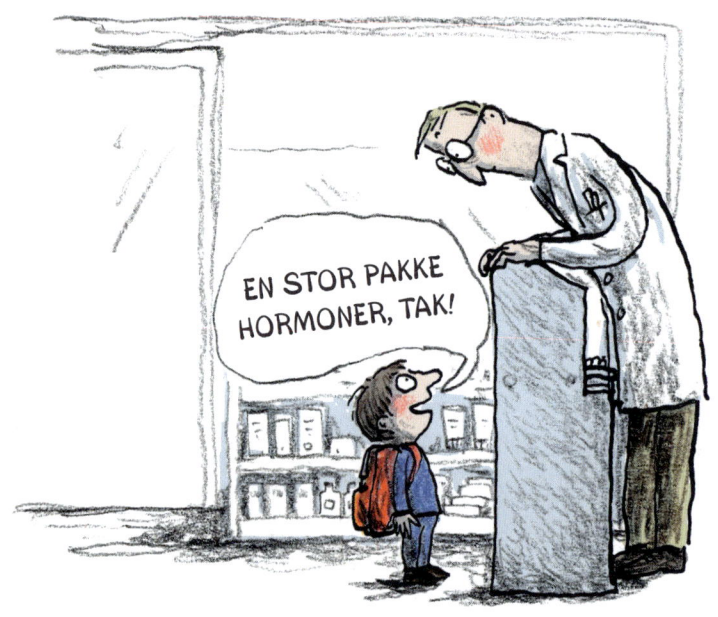

HVAD ER HORMONER?

Hvad er hormoner?

Hormoner er stoffer, som bliver fremstillet i kroppen. De regulerer mange vigtige processer: væksten, fordøjelsen, den rigtige temperatur og endda følelserne. Når du kommer i puberteten, begynder din krop – ud over at danne almindelige hormoner – at producere kønshormoner. De sørger for, at der vokser hår på hagen, under armhulerne, ved skeden og penis, og at kroppen alt i alt vokser og forandrer sig. Piger får bryster og menstruation, og drenge får deres første udløsning. Nogle gange bliver følelserne også meget svære at styre. Det er alt sammen hormonernes skyld.

13

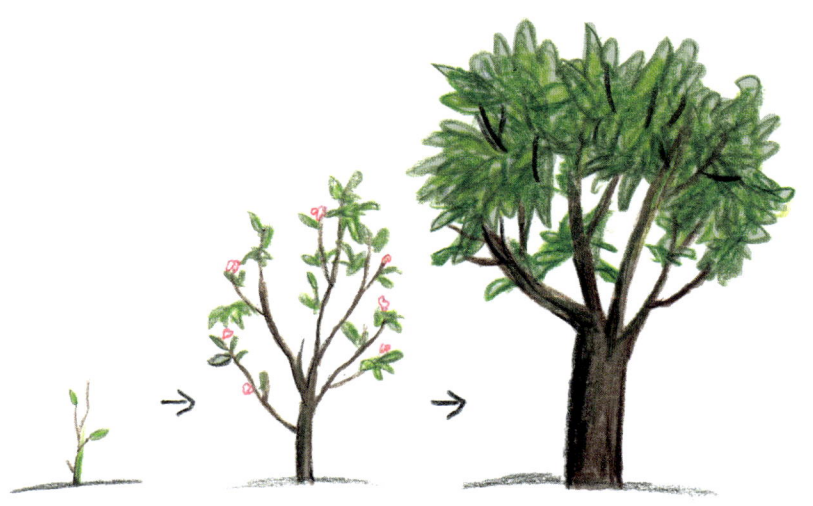

Hvorfor kommer man i puberteten, og hvorfor varer den flere år?

Hvorfor kommer man i puberteten, og hvorfor varer den flere år?

Puberteten er overgangen fra barndom til voksenalder. I den tid er der meget i og på kroppen, der ændrer sig – også vores tanker og følelser. Puberteten varer flere år, fordi disse forandringer er så kraftige, og fordi det alt sammen kun sker langsomt. Det er meget forskelligt, hvornår man kommer i puberteten. Mange oplever de kropslige ændringer allerede som 8- eller 9-årige, mens andre er 14 år og venter på, at forandringerne snart tager fart. For det meste er det sådan, at piger kommer noget tidligere i puberteten end drenge.

14

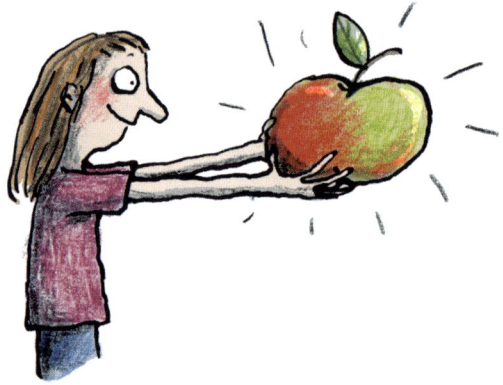

Hvorfor hedder
det pubertet?

Hvorfor hedder det pubertet?

Det lidt sjove ord pubertet kommer fra latin, som er et gammelt sprog. Det oprindelige ord er pubertas, som betyder kønsmodenhed. Piger og drenge, som er i puberteten, bliver også modne. Ligesom et æble på et træ, der stadig bliver kønnere og mere rødkindet: moden til livet som voksne, moden til kærlighed og moden til måske at få børn.

15

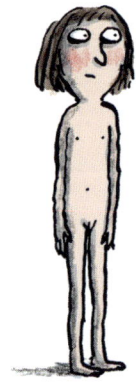

Celine, 14 år

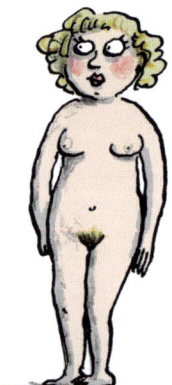

Maja, 11 år

Er der nogen, der aldrig
kommer i puberteten?

Er der nogen, der aldrig kommer i puberteten?

Stort set alle børn oplever at komme i puberteten: De vokser, deres kroppe forandrer sig, drenge får deres første udløsning, og piger får deres menstruation for første gang. Alt dette bliver sat i gang af hormoner. I meget sjældne tilfælde kan det ske, at en krop ikke producerer disse hormoner. I så fald bliver en dreng eller pige ved med at være lille og barnlig, mens de andre i klassen over længere tid vokser og forandrer sig. Først når man er helt sikker på, at kroppen ikke selv gør arbejdet, kan man give en indsprøjtning med hormoner. Så går det for det meste i orden, og puberteten går i gang. Mange børn er bange for, at puberteten ikke går i gang hos dem. Andre vil helst ikke have, at der sker nogen ændringer overhovedet.

16

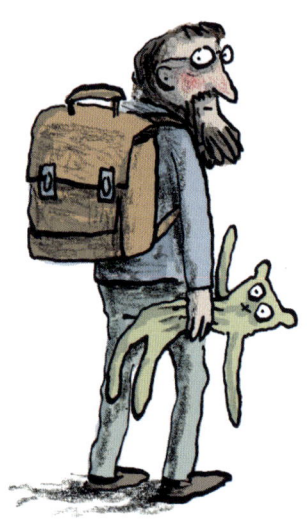

Hvordan kan man mærke,
at man er voksen?

Hvordan kan man mærke, at man er voksen?

De ydre tegn på, at man er ved at blive voksen, kan man
let se: Kroppen forandrer sig, overalt vokser nyt hår
frem, bryster og penis bliver større, stemmen bliver dy-
bere, piger får deres menstruation. På et eller andet tids-
punkt føler man sig heller ikke længere som et barn. Ens
egen mening bliver vigtigere, man vil gerne prøve ting
af og selv afgøre, hvad der er rigtigt og forkert. Nogle
gange fører det til skænderier med forældrene. Det er
anstrengende for alle: Man føler, at man er voksen, og vil
gerne tage ansvar for sig selv. Men det betyder ikke, at
man aldrig mere må være barnlig og pjattet.

17

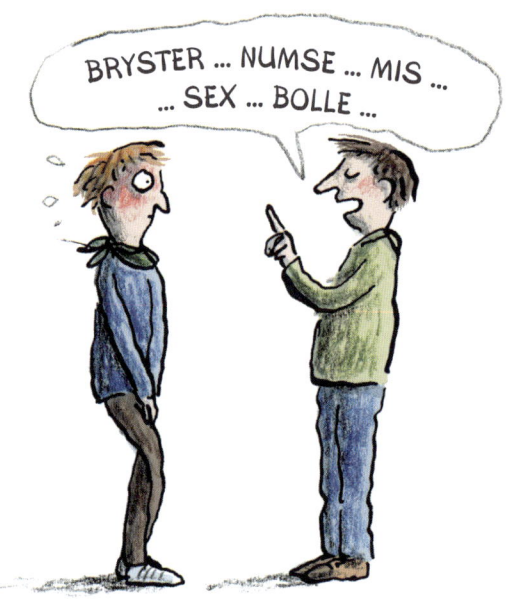

HVORFOR FÅR MAN STIV PENIS,
NÅR MAN SNAKKER OM SEX?

Hvorfor får man stiv penis, når man snakker om sex?

Det er hjernens skyld! Det er nemlig den, som sender signal ud til resten af kroppen. Nogle gange, når en dreng tænker på sex, samler blodet sig i hans penis. Så bliver den større og en smule hårdere. Der er også andre situationer, hvor en dreng kan opleve at få en stiv penis: For eksempel når han virkelig skal tisse, når noget er særligt pirrende, eller når han drømmer om natten. Nogle gange sker det også helt ud af det blå. Mange drenge har stiv penis flere gange om dagen. Den lader sig ikke altid styre. På et tidspunkt løber blodet tilbage, og penissen falder ned igen.

18

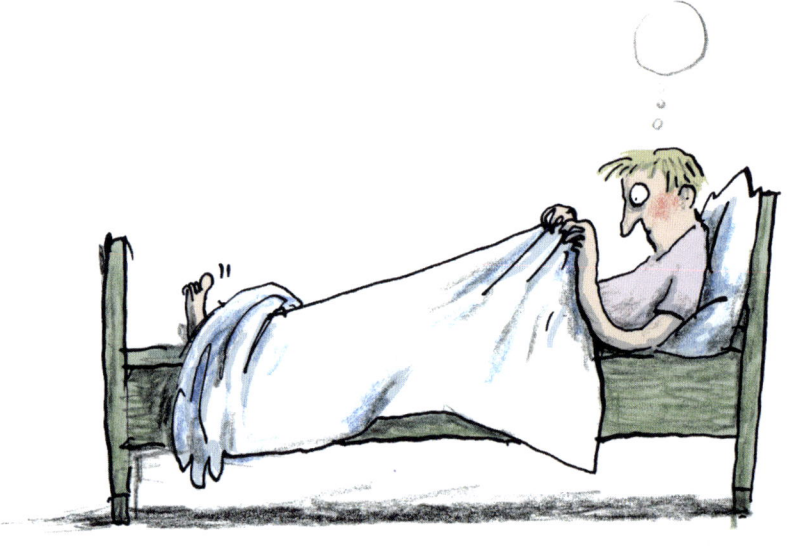

Hvad betyder sædafgang?

Hvad betyder sædafgang?

Alle drenge oplever det på et tidspunkt for første gang:
Når lysten bliver meget stor, kommer der en smule hvid,
slimet væske ud fra enden af den stive penis. Det kaldes
sædafgang. I væsken findes mange millioner sædceller.
Netop i det øjeblik har drengen en helt vildt dejlig følelse
i kroppen. Det kaldes en orgasme.

En sædafgang kan komme gennem bevidst selvtilfredsstil-
lelse eller om natten i søvne, hvor man overhovedet ikke
mærker det: i den skønneste, dejligste drøm.

Nogle gange, når man vågner efter sådan en drøm, er
sengetøjet lidt fugtigt. Men det kan vaskes, så det er intet
problem!

19

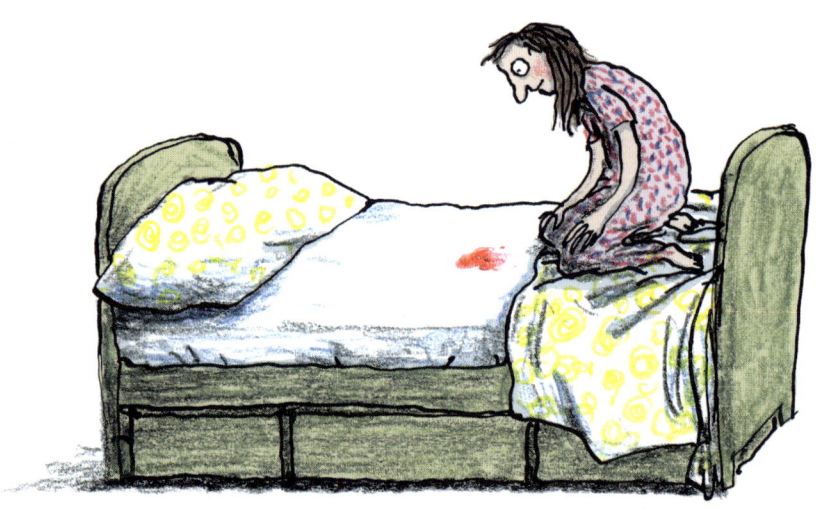

Hvorfor bløder kvinder
fra skeden?

Hvorfor bløder kvinder fra skeden?

På et tidspunkt i løbet af puberteten begynder det: En pige har for første gang sin menstruation. Så bløder det fra skeden nogle dage, som det gør hos alle kvinder. Det sker cirka hver fjerde uge. Fra da af indstiller kroppen sig på, at den kan blive gravid en dag.

På både højre og venstre side af livmoderen sidder der en æggestok på størrelse med en blomme. Det er i en af æggestokkene, at en ægcelle modnes, og den vandrer herefter ned til livmoderen gennem den tynde æggeleder. Livmoderen har forberedt sig på denne begivenhed. I det inderste af livmoderen er der opbygget en blød slimhinde, som ægget kan falde ned i, så det har mulighed for at blive befrugtet og ligge i en hyggelig rede.

For det meste bliver ægcellen ikke befrugtet, og derfor bliver den bløde slimhinde heller ikke brugt. Så flyder den ud af skeden sammen med en smule blod.

20

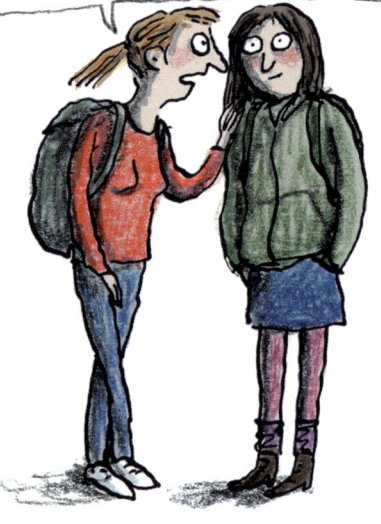

Er det irriterende
at få
sin menstruation?

Er det irriterende at få sin menstruation?

Piger må indstille sig på mange nye ting, når de får deres menstruation. De skal prøve af, om de vil bruge bind, tamponer eller en menstruationskop, og finde ud af, hvad der fungerer bedst for dem. Mange piger kan mærke, at det spænder i maven, når de har menstruation. Deres livmoder trækker sig nemlig sammen for at komme af med den opbyggede slimhinde.

Måske er der også nogle dage i løbet af menstruationen, hvor man helst vil holde sig i ro. Alt det kan nogle gange være lidt irriterende.

Men der er ingen grund til bekymring: Det er ikke altid sådan, og hver pige oplever det forskelligt. Mange piger er også stolte over at få deres menstruation og glæder sig, fordi menstruationen er et tegn på, at de er ved at blive voksne.

Andre udtryk for at have menstruation er for eksempel 'det er den tid på måneden' og at have 'det røde'.

21

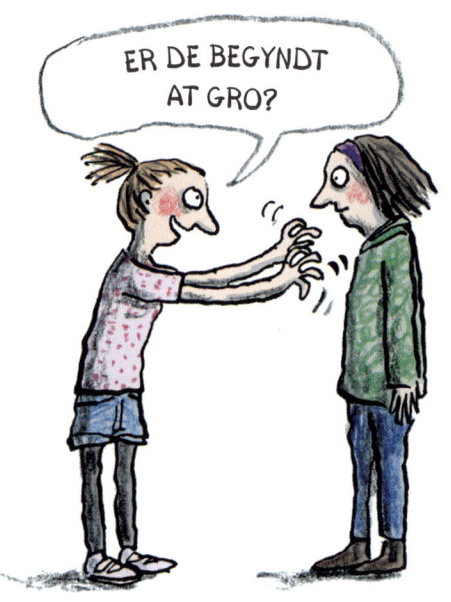

Hvornår begynder brysterne at vokse?

Hvornår begynder brysterne at vokse?

Nogle piger mærker allerede i 9-10-årsalderen, at deres bryster begynder at vokse. Hos andre starter det først, når de er 13-14 år. Først når hele kroppen er fuldt ud-vokset, er brysterne også færdige med at vokse (det er omkring 16-18-årsalderen). Nogle gange udvikler bry-sterne sig ikke helt ens, og det ene bryst er lidt større end det andet. Nogle gange udligner det sig igen, men det er faktisk sjældent, at en kvindes bryster er helt ens.

22

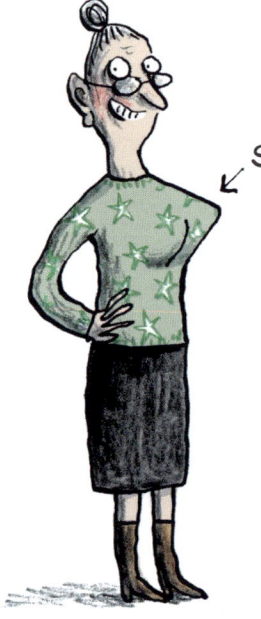

SUPERSTØTTENDE BH!

Hvorfor hænger brysterne nedad?

Hvorfor hænger brysterne nedad?

I starten af puberteten, når brysterne begynder at vok-
se, hænger de som oftest slet ikke nedad. Ofte sker det
først senere, når en kvinde bliver ældre. Så er huden ikke
længere så stærk og kan derfor ikke så nemt holde bry-
sternes vægt.

Der findes mange forskellige slags bryster: spidse, tykke,
flade, runde, brede. Og det er ikke dem alle, der overho-
vedet kommer til at hænge på noget tidspunkt. Mange
kvinder bruger en BH (brystholder) for at støtte deres
bryster.

23

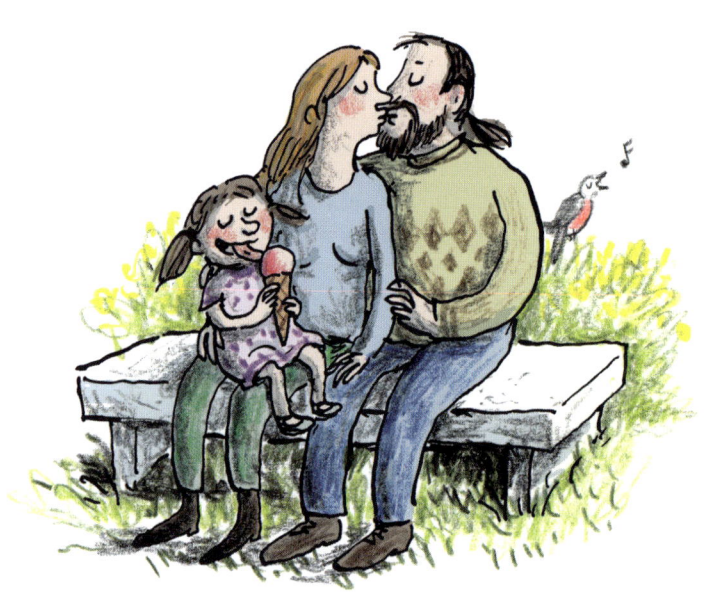

Hvorfor føler
man lyst?

Hvorfor føler man lyst?

Lyst er en følelse, som alle kender:

- Lyst til is
- Lyst til at bevæge sig
- Lyst til at blive nusset
- Lyst til at kæle

Når man har lyst, ønsker man sig noget, som får én til at føle sig godt tilpas. Voksne og unge kan få lyst til at have sex. Det er godt tænkt af naturen ... for uden lyst og sex ville ingen af os være her.

24

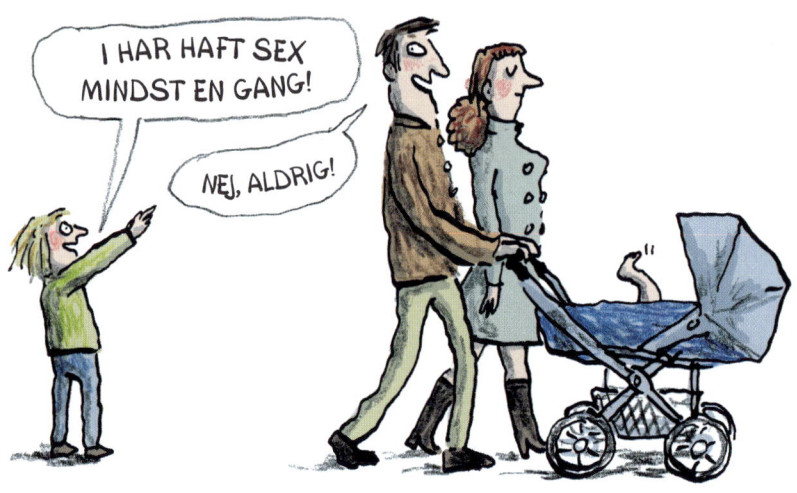

Hvorfor vil mennesker ikke
indrømme, at de har haft sex?

Hvorfor vil mennesker ikke indrømme, at de har haft sex?

For de fleste mennesker er sex skønt, men det er ikke noget, som man er nødt til at fortælle andre om. Alle har ting i livet, som man helst kun vil snakke med bestemte mennesker om – for eksempel ens bedste ven eller veninde. Seksualiteten hører til disse private emner. Derfor kan det være, at du ikke får noget svar, hvis du spørger nogen, om eller hvornår han eller hun har haft sex.

25

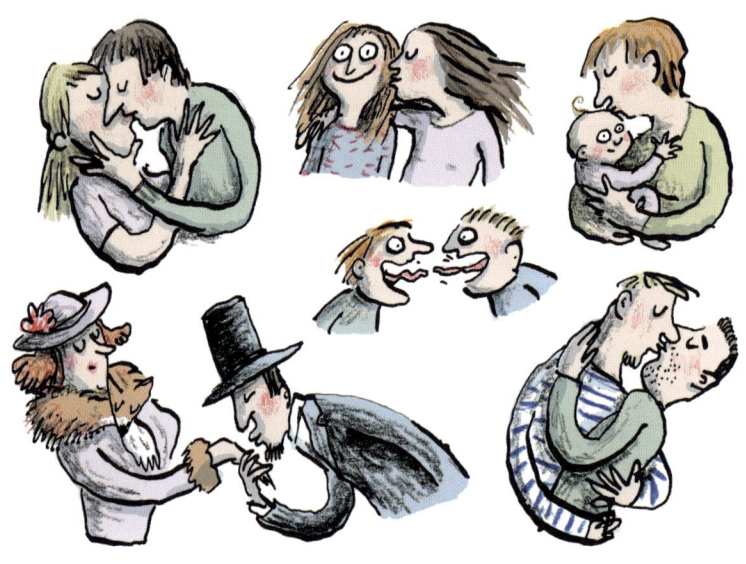

Hvorfor kysser man hinanden?

Hvorfor kysser man hinanden?

Man kan vise sin kærlighed til en anden person med et kys. Det kan være pirrende, fordi der på munden og læberne er meget tynd hud med mange nerver, så derfor er man særligt fintfølende på disse steder.

Der findes rigtig mange forskellige måder at kysse på: kys mellem forældre og børn; et kys, når man hilser venner velkommen; et varmt tungekys mellem to, der er forelskede eller et elegant håndkys til en fin dame. Alle mennesker må selv bestemme, om de vil kysse eller ej.

26

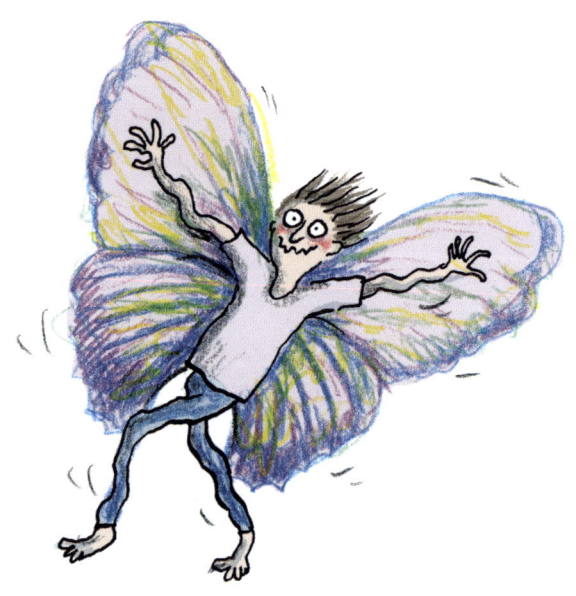

Hvordan føles det,
når man er forelsket?

Hvordan føles det, når man er forelsket?

Når du er forelsket, kan du for det meste slet ikke tænke på andre end den, du er forelsket i. Hjertet slår hurtigt, og det kilder i maven, når han eller hun er i nærheden. Du er spændt og kan næsten ikke spise noget. Alligevel tør man ikke altid vise sine følelser. Så kan det måske hjælpe at skrive en besked eller bede en ven om at fortælle det til den, man er vild med. Forelskelse er en stærk følelse. Og det bliver endnu mere vildt, når den, man er forelsket i, har det på samme måde!

27

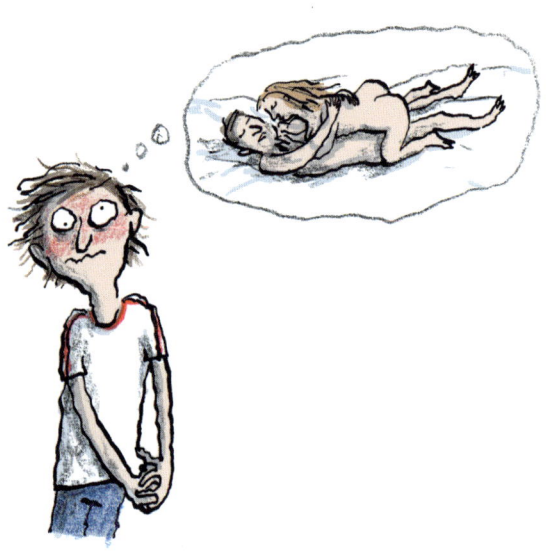

Hvorfor får man sådan
en underlig følelse,
når man tænker på sex?

Hvorfor får man sådan en underlig følelse, når man tænker på sex?

Tanker om sex kan gå i mange retninger. Man kan tænke på, at man selv har sex, og det fylder mange med en blanding af fryd og spænding. Men man kan også tænke på, at andre har sex – for eksempel ens egne forældre. Det kan godt udløse nogle lidt underlige følelser. Uanset hvad er det godt, hvis man har en god ven, en veninde eller en helt tredje, som man kan snakke med om de tanker, man har om sex.

28

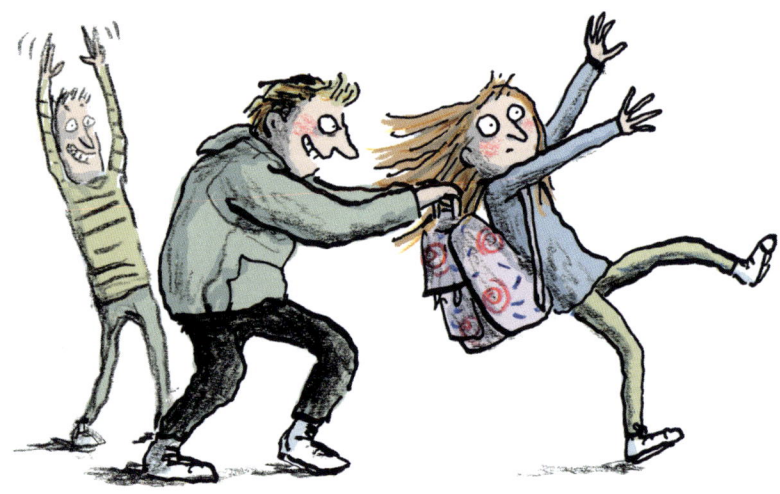

Hvorfor er drenge
dumme og lede?

Hvorfor er drenge dumme og lede?

Ikke alle drenge er altid dumme og lede! Men drenge driller nogle gange piger, siger lede ting om dem eller er tarvelige. Den slags ting gør piger også mod drenge. Nogle gange er drilleriet et tegn på, at en anden person – dreng eller pige – er blevet særligt interessant. Så drillerierne er måske bare en måde at gøre opmærksom på sig selv på. Og drilleriet i skolen kan også være et forsøg på at komme så tæt på en pige som muligt. Hvis pigen ikke synes, det er sjovt, skal hun forklare drengen, at hun ikke bryder sig om, at det fortsætter!

29

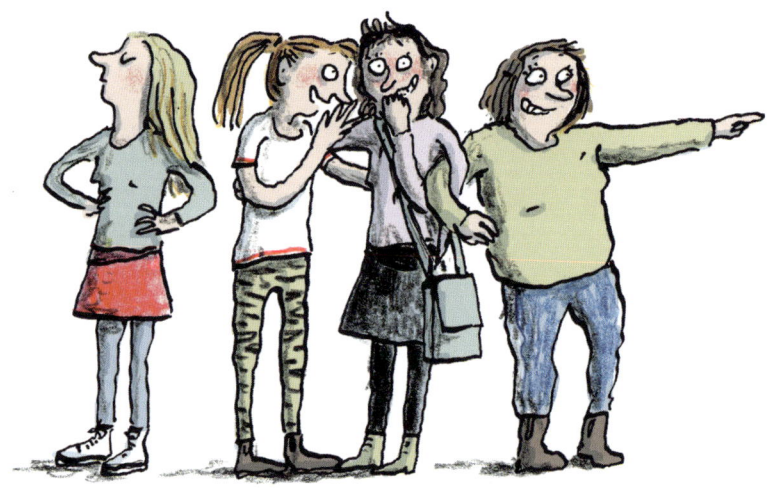

Hvorfor er piger så stride?

Hvorfor er piger så stride?

Alle piger er ikke altid stride! Nogle gange ved piger
bare ikke, hvordan de skal opføre sig over for drenge.
De fniser og virker afvisende, selv om de egentlig synes,
at drengene er ret interessante. I en gruppe med andre
piger føler piger sig tit mere sikre og bedre tilpas. Som
regel går det bedre, hvis man som dreng tilbringer tid
med en pige alene. Så mærker man, at det også kan være
meget afslappende og skønt at være sammen.

30

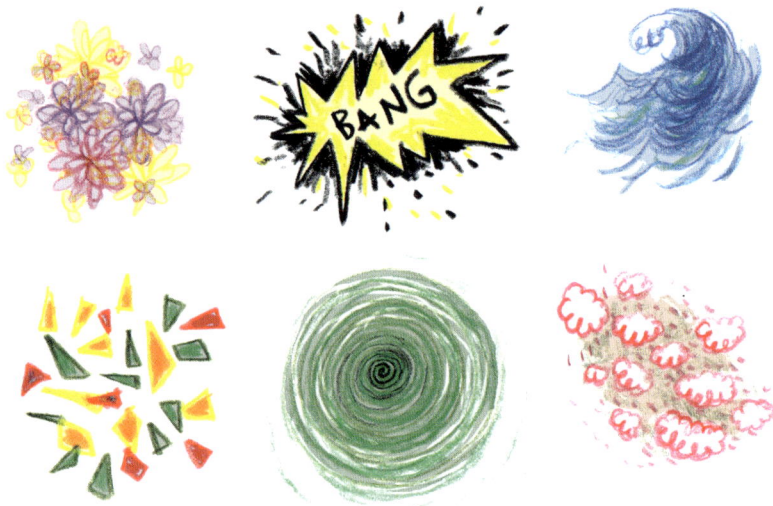

HVORDAN FØLES SEX?

Hvordan føles sex?

Sex kan føles meget forskelligt: Nogle gange kilder det i hele kroppen, og man er meget ophidset. Nogle gange er sex meget blidt og stille, mens man kærtegner hinanden og kysser langsomt. Sex kan også minde om en bryde- kamp, mens det andre gange er som en rutsjebanetur med skrig og skrål. Mennesker kan opleve alle mulige stærke følelser under sex. Og hver gang føles det en smule anderledes.

31

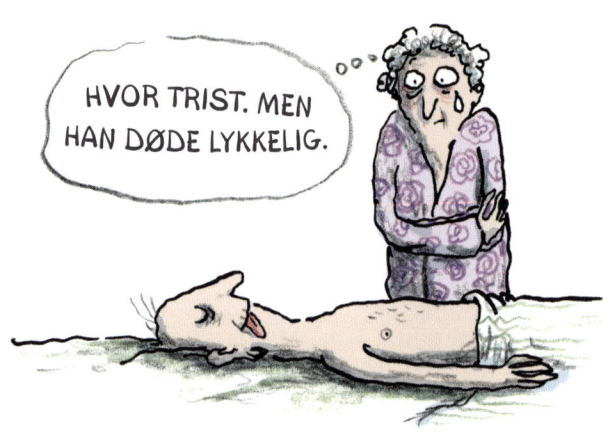

Kan man dø af
at have sex?

Kan man dø af at have sex?

Det kan være meget ophidsende at dyrke sex. I takt med at lysten stiger, begynder hjertet at slå hurtigere, flere muskler bliver spændt op, og blodtrykket ryger i vejret. Mange mennesker siger, at sex kan være lige så anstrengende som elitesport. Er man syg og har et svagt hjerte, kan man i teorien godt forestille sig, at anstrengelsen under sex bliver så stor, at man dør. Men vær ikke bange! Det sker så godt som aldrig!

32

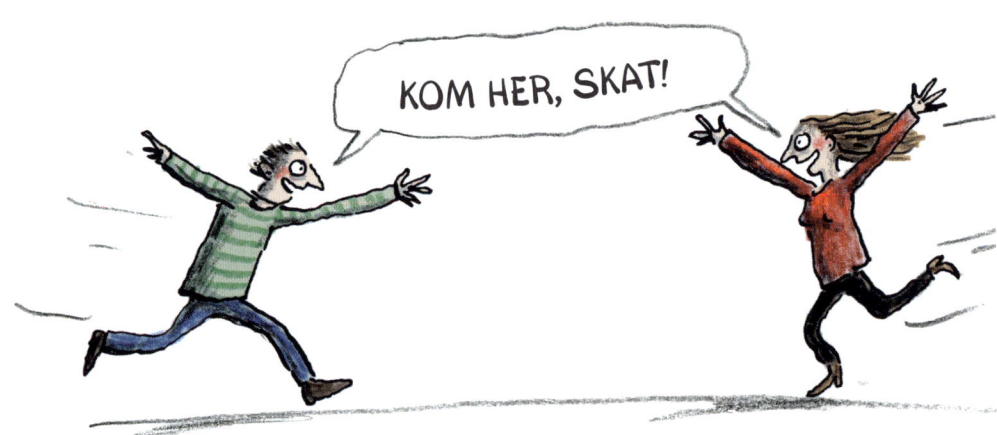

Hvad er det,
der er sjovt ved sex?

Hvad er det, der er sjovt ved sex?

Når to mennesker har lyst til hinanden, vil de også gerne være tæt på hinanden kropsligt. De kysser, kæler og mærker hinanden. På den måde er sex lidt ligesom et eventyr: Over hele kroppen er der ukendte områder at opdage, eller også er der allerede kendte steder, som man har lyst til at udforske igen og igen. Nogle gange lader man sig føre af den anden, andre gange følges man ad gennem lysten og følelserne. Begge dele er sjove på hver sin måde.

33

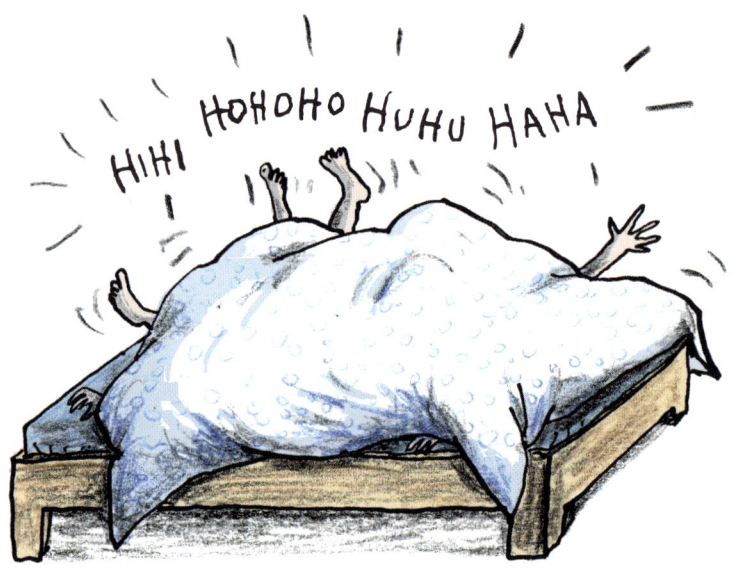

Er sex sjovt?

Er sex sjovt?

Hos mange par er det en del af det at have sex, at man driller, kilder hinanden og slås for sjov. På den måde kan man mærke den anden og komme helt tæt på. Sex kan også være ret morsomt: For eksempel når der er én, der skal prutte, og det pludselig lugter grimt. Men sex kan også være meget mere end det: lystigt, sørgmodigt, kedeligt, spændende. Sex kan være lige så forskelligt som alle de måder, vi mennesker kan føle på.

34

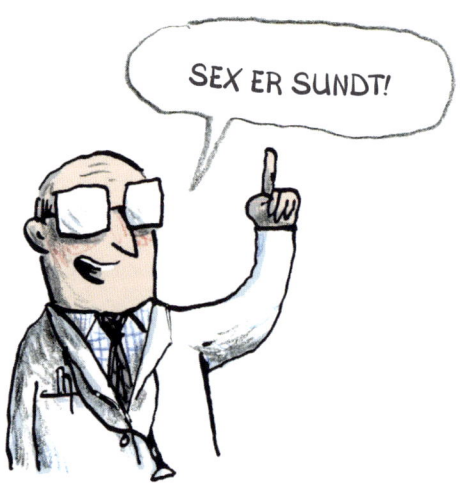

Er sex vigtigt?

Er sex vigtigt?

Der er mange forskellige grunde til, at mennesker synes, at sex er vigtigt:

- Det gør dem i godt humør.
- De vil gerne have et barn.
- Det giver dem tilfredsstillelse.
- De er forelskede og vil gerne føle sig tætte på hinanden.
- De har lyst og synes, det er fedt.
- De kan vise andre deres følelser.
- De vil opleve et eventyr.

... Og mange andre grunde!

Det er vigtigt, at begge parter har lyst til sex, og at ingen føler sig presset til det. Men sex er ikke vigtigt for alle mennesker. Nogle mennesker har aldrig eller kun meget sjældent sex, og de er lykkelige og tilfredse alligevel.

35

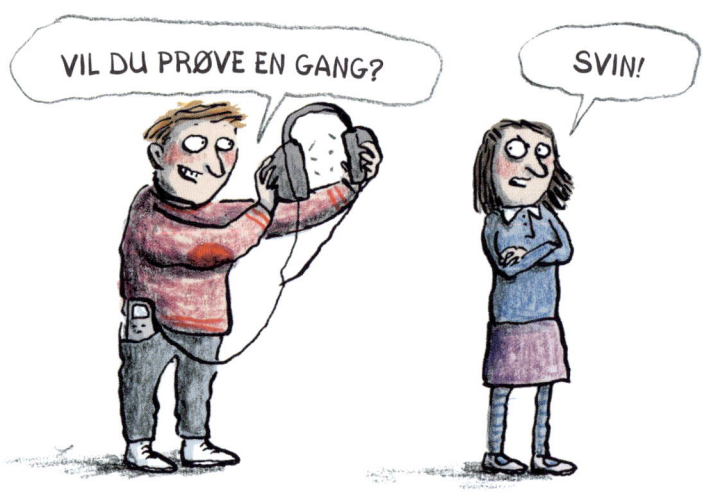

Hvor mange ord er
der for sex?

Hvor mange ord er der for sex?

Overvej, hvor mange ord du kender. Du kan sikkert komme på en del! Der findes:

- Ord, som lyder meget tekniske, som for eksempel samleje.
- Ord, der i virkeligheden beskriver noget helt andet; sove med hinanden, gå i seng sammen.
- Ord, som mange mennesker helst ikke vil høre; kneppe, nedlægge.
- Sjove ord og udtryk; bolle, lagengymnastik, Netflix and chill, en tur i kanen, hanky-panky, knalde.
- Ord, som får én til at tænke på naturen; duske, elskov.

Der findes mange ord for sex på alle verdens sprog og dialekter, og der opstår hele tiden nye udtryk.

36

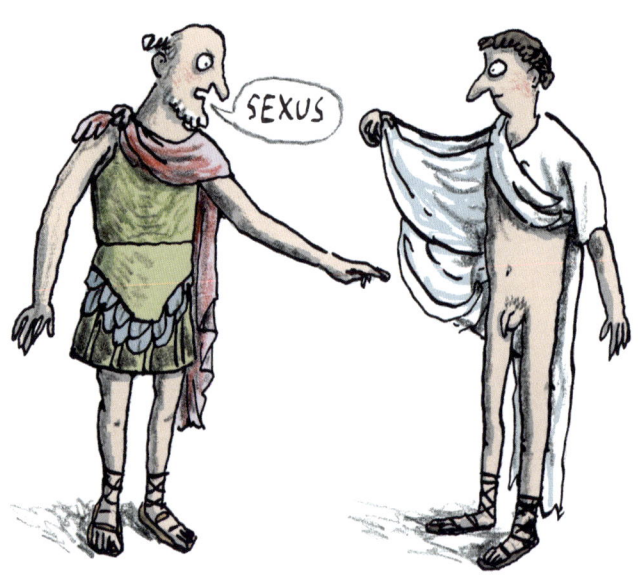

Hvem har fundet
på ordet sex?

Hvem har fundet på ordet sex?

Man ved ikke, hvem der har fundet på ordet. Det er sikkert blevet formet gennem tiden til det ord, vi kender i dag. Sex er en forkortelse for seksualitet. I virkeligheden er det et meget gammelt ord fra et sprog, som ikke findes mere: Sexus er latinsk og betyder køn (altså mandligt eller kvindeligt) og har derfor oprindeligt ikke noget at gøre med at have sex, at sove sammen eller at have samleje.

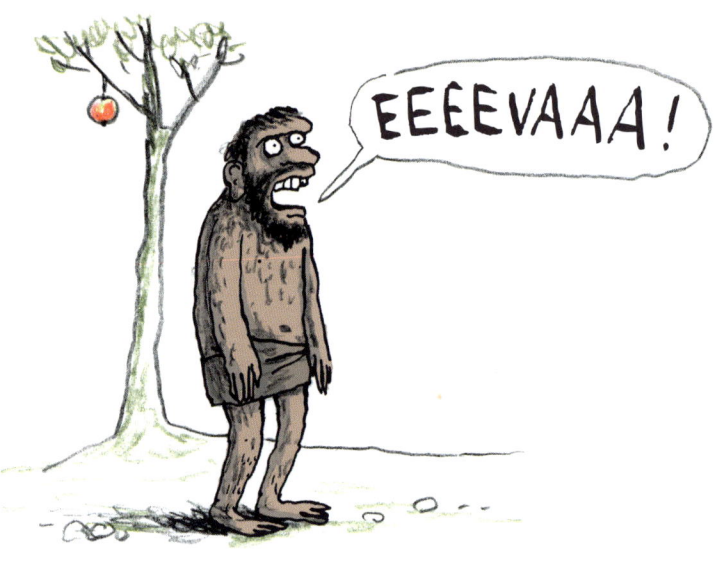

37

Hvem var de første
mennesker, der havde sex?

Hvem var de første mennesker, der havde sex?

De første mennesker, der havde sex, var også de første
mennesker, som overhovedet var til. Man kan ikke svare
nøjagtig på det spørgsmål, fordi det er umuligt at sige,
hvornår de første mennesker levede på jorden. Men det
er cirka tre millioner år siden. Mennesket stammer fra
dyreverdenen og har udviklet sig herfra. Dyrene har – li-
gesom mennesket – sex for at videreføre slægten. Også
de første mennesker var mennesker med følelser og be-
hov, ligesom vi er i dag. De kunne forelske sig, ligge tæt
og havde helt sikkert også sex.

38

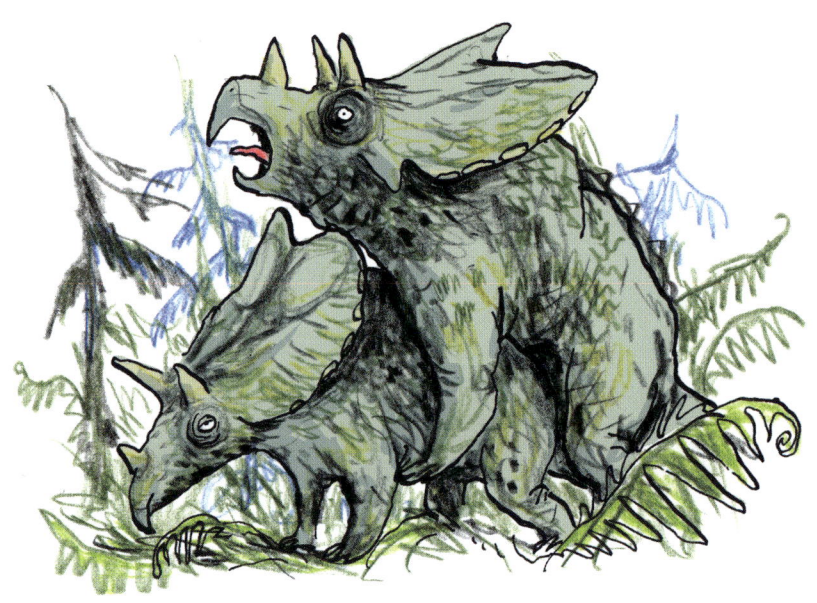

Hvordan har dyr sex?

Hvordan har dyr sex?

De allerfleste dyr har sex for at få unger, så deres slægt kan føres videre. Det er meget forskelligt, hvordan de har sex. Hos hunde, som er pattedyr, foregår det ved, at hanhunden står bagved hunnen og stikker sin penis ind i hendes skede. Hos fugle er det anderledes. Her er der hverken en penis eller en skede. I stedet har de en åbning, der kaldes kloakken (ja, det hedder den faktisk), som de ved befrugtningen skyder frem. Når hanfuglen sidder på hunfuglen, flyder sæden ind i hunnens kloak. Til sidst bliver ægget, der således er blevet befrugtet, lagt i reden, hvor det ender med at klække.

Selv dinosaurerne havde sex. Forskere mener, at de parrede sig ved, at handinosauren besteg og befrugtede hundinosauren. Man mener, at nogle dinosaurarter – ligesom pattedyrene – havde penis og skede, mens andre har formeret sig gennem kloakåbningen, som fuglene gør det.

39

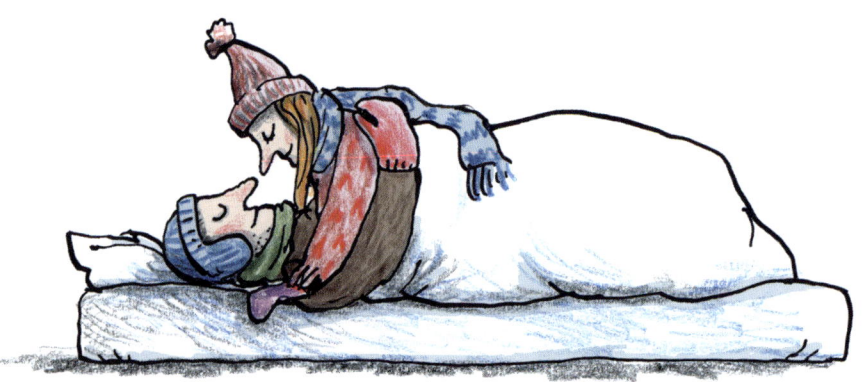

Skal man være nøgen,
når man boller?

Skal man være nøgen, når man boller?

Nej! Ingen skal noget bestemt under sex! Nogle menne-sker er nøgne, når de har sex med hinanden, fordi de så bedre kan mærke og kærtegne hinandens kroppe.

Nogle mennesker beholder sokkerne på for ikke at få kolde fødder!

Nogle mennesker er så ivrige, at de slet ikke har tid til at få tøjet helt af.

Nogle mennesker tager noget frækt tøj på for at gøre noget særligt ud af det for den anden.

Enhver gør det, som han eller hun har lyst til.

Der findes ingen opskrifter.

40

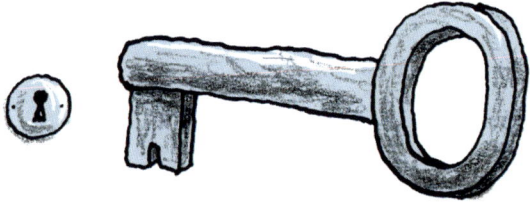

Hvad sker der, hvis penissen er for stor, og skeden er for lille, så de ikke passer ind i hinanden, når man gerne vil have sex?

Hvad sker der, hvis penissen er for stor, og skeden er for lille, så de ikke passer ind i hinanden, når man gerne vil have sex?

I de fleste tilfælde er det ikke noget problem, når voksne har sex. Skeden er meget smidig, og den kan udvides temmelig meget. Faktisk så meget, at der ved fødslen kan komme en baby ud igennem den. Desuden bliver skeden automatisk fugtig, når en kvinde har lyst til sex. Så kan penissen lettere glide ind i skeden – også selv om den er stor.

41

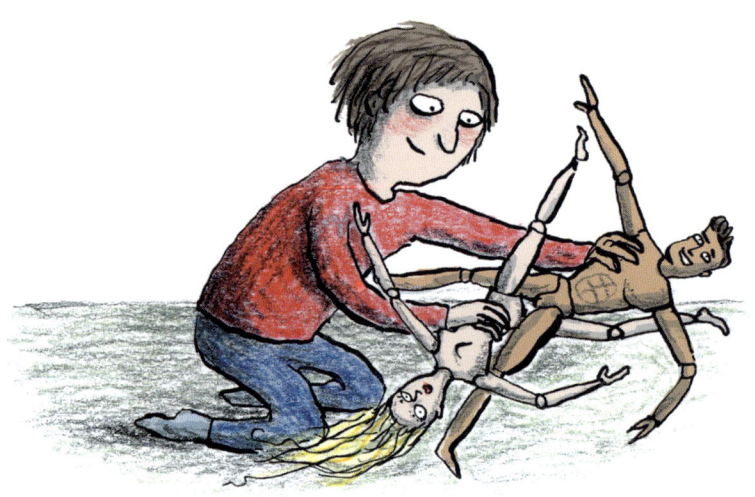

Hvordan har man sex?

Hvordan har man sex?

At have sex kan betyde mange ting: kysse hinanden, ae hinanden, kæle med hinanden, sove med hinanden og meget mere. Man kan også sige, at to mennesker er helt tætte på hinanden og gerne vil mærke hinandens kroppe. Så føles kroppen helt spændt. Når en kvinde og en mand har sex med hinanden, bliver mandens penis på et tidspunkt både stiv og større, og kvindens skede bliver fugtig. Når de begge er klar, lader manden sin penis glide ind i kvindens skede. Hver bevægelse frem og tilbage får den spændte fornemmelse til at blive stærkere – indtil den når sit højdepunkt i det, der kaldes en orgasme. De fleste kvinder får dog ikke orgasme ved, at mandens penis bevæger sig i skeden, men ved at han rører ved kvindens klitoris.

Vejen mod en orgasme kan føles lidt som at gynge: hele tiden højere og højere. Indtil tidspunktet, hvor man når det højeste punkt og kan mærke en lykkefølelse indeni. Når det er nok, føler begge parter sig afslappede og veltilpasse.

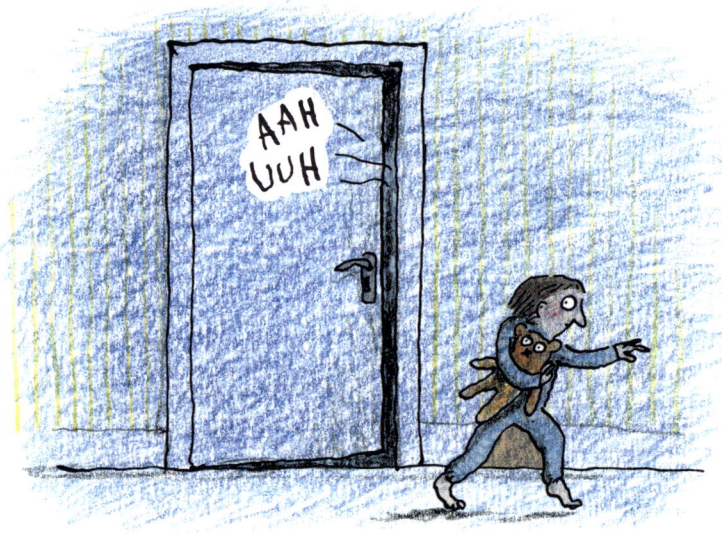

Hvornår har folk sex?

Hvornår har folk sex?

Sex er noget meget privat. De voksne finder som regel tidspunkter, hvor de kan være uforstyrrede: Når deres børn sover, bliver passet hos bedsteforældrene, eller når børnene er i skole eller børnehave. De voksne kan også vælge at mødes et helt andet sted – de har mange gode ideer til den slags.

Det kan ske, at et barn kommer ind i forældrenes sove-værelse i løbet af natten og ser, at begge forældre ligger nøgne og stønnende oven på hinanden. Sandsynligvis har forældrene et skønt øjeblik, hvor de helst vil være alene. Det bedste, man som barn kan gøre i den situation, er at lukke døren forsigtigt og liste væk igen. Dagen efter kan man så spørge de voksne om, hvad de lavede.

43

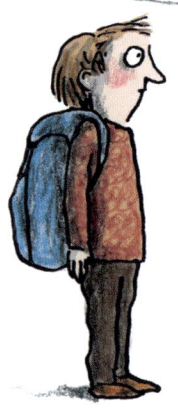
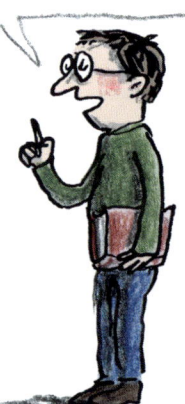

HVOR TIT HAR MAN SEX?

Hvor tit har man sex?

I virkeligheden kan man som menneske have lige så meget sex, som man har lyst til. Nogle kan lide at have sex ret ofte, nogle har det kun én gang om året, og nogle har det slet ikke. Mennesker har det ikke altid på samme måde. Det kan være, at to nyforelskede har sex næsten uafbrudt i begyndelsen, og at de senere – som par – ikke finder det lige så vigtigt. Men det kan også være, at nogle først som bedstemor og bedstefar finder ud af, at sex er helt fantastisk. Alle er forskellige.

44

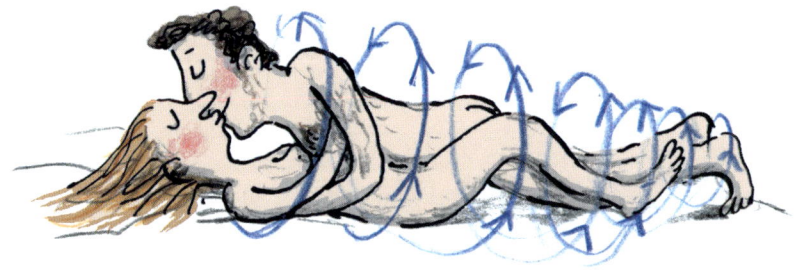

Hvem skal være øverst, og hvem
skal være nederst,
når man har sex?

Hvem skal være øverst, og hvem skal være nederst, når man har sex?

Voksne har mange ideer til, hvordan de kan have sex. En mulighed er, at manden ligger oven på kvinden og fører sin penis ind i kvindens skede. Men kvinden kan også ligge eller sidde oven på manden og herfra lade penissen glide ind i sig. Både manden og kvinden kan altså være ovenpå – der findes ingen regler for det. Nogle par veksler mellem, hvem der er oven på den anden, og andre gør det altid på samme måde. Desuden er det ikke kun muligt at være øverst eller nederst. Man kan også være foran eller bagved, til højre eller til venstre.

45

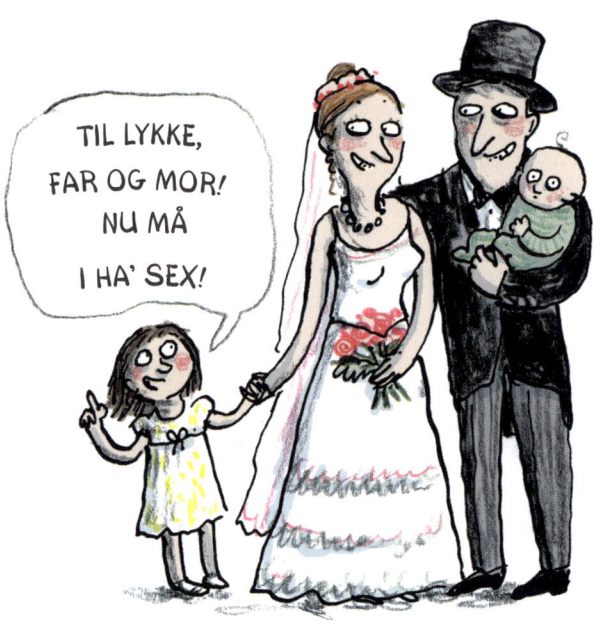

Har man sex før eller efter,
at man er blevet gift?

Har man sex før eller efter, at man er blevet gift?

De fleste mennesker i Europa mener, at det er helt normalt at have sex før deres bryllup. Lysten til sex kommer som regel meget tidligere end ønsket om at gifte sig. Mange synes, at man bør prøve sex af og øve sig lidt, fordi den allerførste gang sjældent er nogen fantastisk oplevelse.

I Danmark var det frem til midten af 1900-tallet stadig normalt at vente med sex, til man var blevet gift. Det var der i hvert fald mange par, der forsøgte at gøre. I dag er der stadig mennesker over hele verden, som helst vil – eller ligefrem skal – gifte sig, før de har sex den første gang.

46

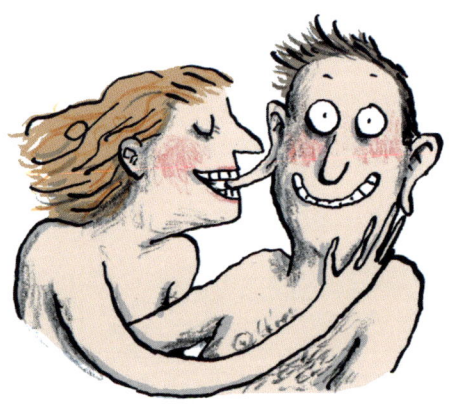

Kan man have sex med numsen eller med øret?

Kan man have sex med numsen eller med øret?

At have sex betyder ikke kun, at en mand fører sin penis ind i en kvindes skede. Det hører også med til sex at kæle, kramme, kysse, at føle sig veltilpas sammen med hinanden og meget mere. Numsen og øret er kropsdele, der har ekstra mange nerveceller under huden. Derfor kan man mærke berøringer særligt intenst på disse steder af kroppen. Derfor kan man godt sige, at man kan have sex med numsen eller øret.

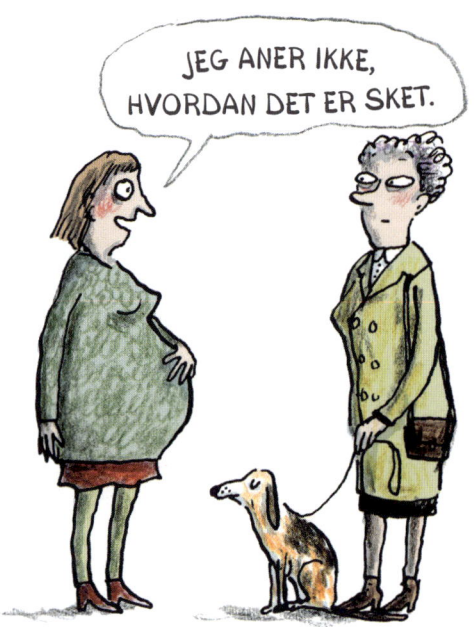

KAN MAN FÅ BØRN
UDEN AT HAVE SEX?

Kan man få børn uden at have sex?

Når man vil lave en baby, skal en kvindes ægcelle befrugtes af en mands sædcelle. I de fleste tilfælde sker det under sex. Nogle gange mødes sædcellen også med ægcellen på en anden måde. Det kan for eksempel ske i et laboratorium under et mikroskop. Det kaldes kunstig befrugtning. Et andet eksempel er, at sædcellen bliver sat direkte op i kvinden ved hjælp af en indsprøjtning. En tredje mulighed er, at man adopterer et barn.

48

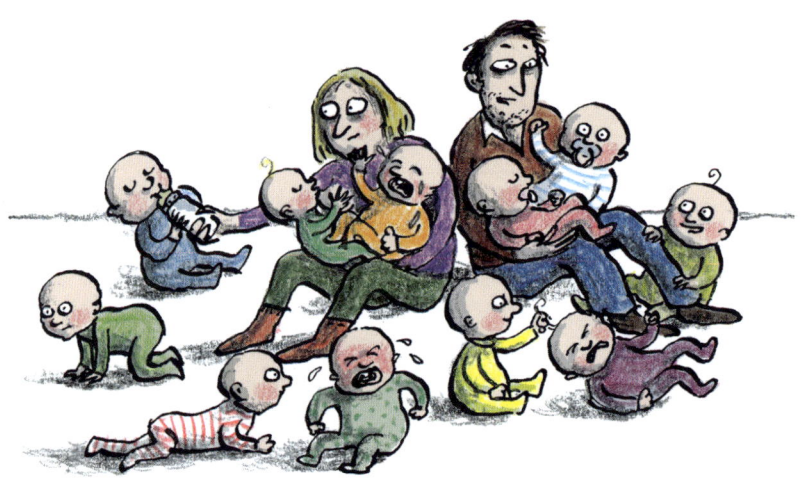

Får man altid et barn,
når man har sex?

Får man altid et barn, når man har sex?

Nej! Det er kun i det øjeblik, at en mands sædcelle og en kvindes ægcelle smelter sammen, at kvinden bliver gravid. Nogle gange er der ikke en ægcelle, der ligger klar, eller også bliver mandens sæd holdt tilbage af et kondom. Der kan være mange forskellige grunde til, at en kvinde ikke bliver gravid, selv om hun har sex. De fleste par har haft sex mange flere gange, end de har fået børn.

49

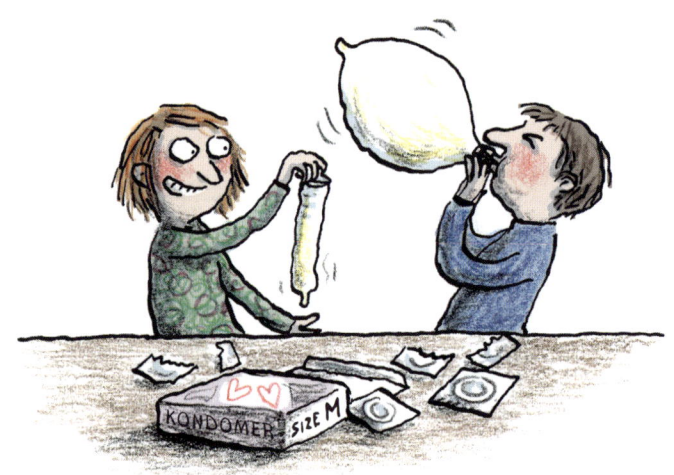

Hvad er et kondom?

Hvad er et kondom?

Et kondom er lavet af meget tyndt gummi. Det ligner lidt en aflang ballon, der endnu ikke er blevet pustet op. Når man har sex, kan manden eller kvinden rulle kondomet ned over den stive penis. Den sædvæske, der kommer ud af penishovedet, fanges i kondomet og kan således ikke komme op i kvindens skede. Så når et par ikke ønsker, at kvinden bliver gravid, kan de benytte et kondom. Det er også en god beskyttelse mod sygdomme, der kan blive overført seksuelt. Ligesom der er penisser i mange størrelser, findes der også kondomer i mange forskellige størrelser.

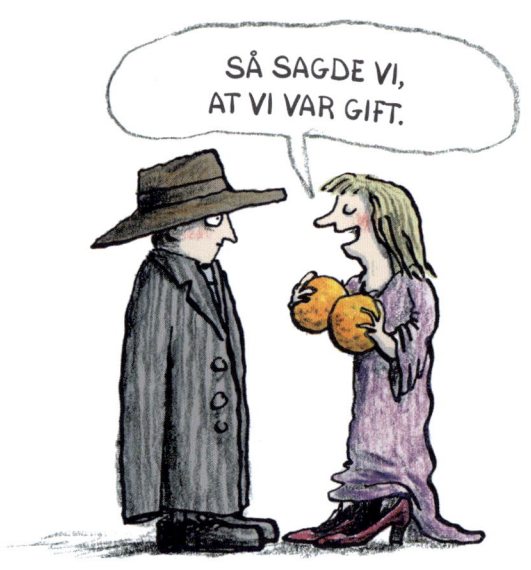

Hvorfor kan små børn ikke have sex?

Hvorfor kan små børn ikke have sex?

Som barn er man endnu ikke udviklet til at have sex på samme måde, som unge eller voksne har det. Men mange børn kan godt lide at kramme, ae hinanden eller kilde hinanden under dynen. Der findes mange forskellige måder at være kærlige over for hinanden på.

51

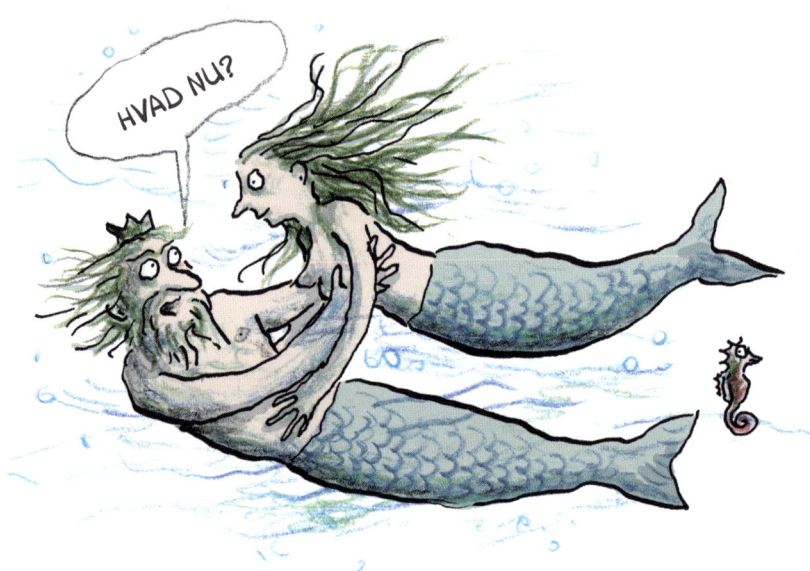

Kan man have
sex under
vand?

Kan man have sex under vand?

Ja, det er muligt at have sex under vand. Man skal bare kunne holde vejret længe nok! Egentlig kan man have sex overalt: under spisestuebordet, på stranden, på taget af garagen, i badekarret, i bilen og mellem kælderreolerne. Hovedsagen er, at man føler sig tryg ved personen og stedet. Uanset hvad skal man være opmærksom på, at man ikke gør det for tæt på andre mennesker, så de føler sig generet af det.

52

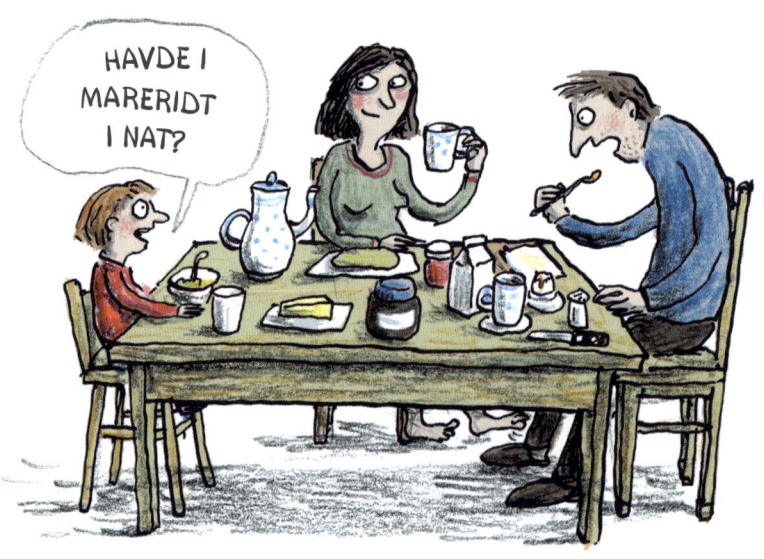

Hvorfor stønner man under sex?

Hvorfor stønner man under sex?

For nogle mennesker er sex så skønt, at de stønner, og nogle kan endda finde på at skrige højt. Det betyder ikke, at der er noget, der gør ondt på dem – tværtimod! Man kan måske sammenligne det med en rutsjebanetur, hvor man hviner og skriger af fryd.

53

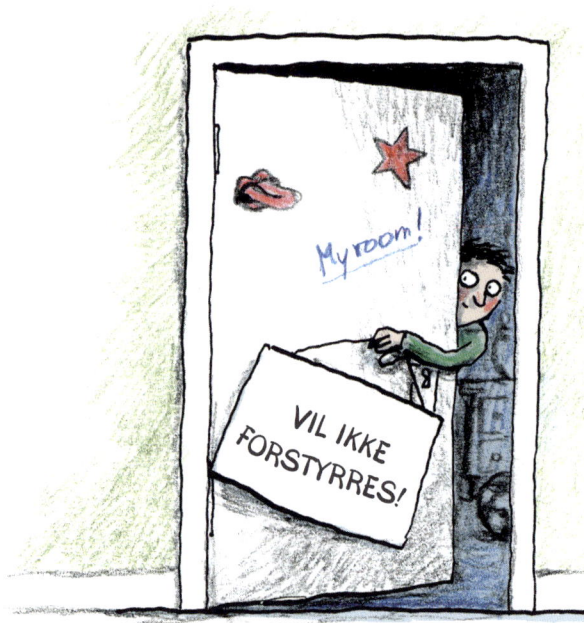

Hvad vil det sige
tilfredsstille sig selv?

Hvad vil det sige at tilfredsstille sig selv?

Det er en god ting – og helt normalt – at man gerne vil lære sin egen krop bedre at kende. Mange mennesker synes, det er behageligt og lystfyldt, når de rører ved følsomme områder på kroppen (for eksempel brysterne, penissen, skeden) og kæler for dem igen og igen. Den skønne og lystfyldte følelse, som de herved får, kan vokse og blive meget stærk – indtil der sker en 'lykke-eksplosion'. Det kaldes en orgasme. Hos større drenge og mænd kommer der sædvæske ud af penis ved orgasmen. Hos større piger og kvinder bliver skeden fugtig. Alle mennesker er forskellige: Nogle tilfredsstiller sig selv tit, andre har ikke lyst til det. I hvert fald er selvtilfredsstillelse noget meget privat.

Andre ord for at tilfredsstille sig selv er: onanere, pudse jernet, give sig selv finger, masturbere eller rive den af.

54

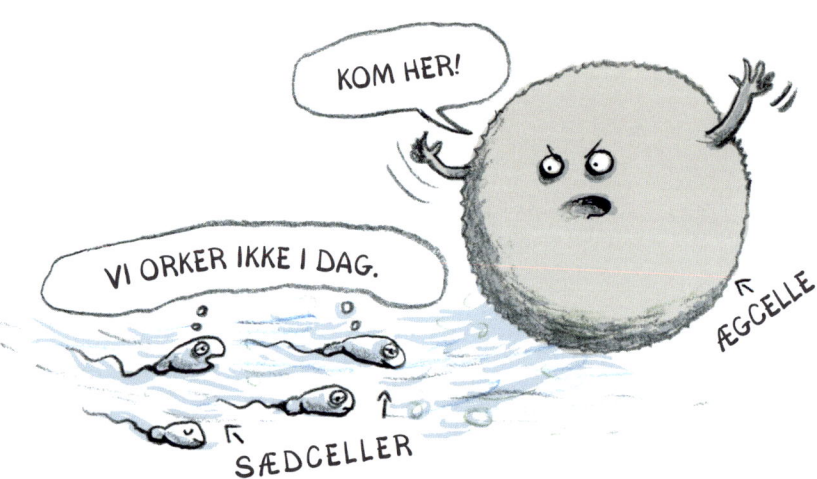

Hvorfor er det kun nogle gange, at det lykkes at blive gravid?

Hvorfor er det kun nogle gange, at det lykkes at blive gravid?

Hvis en kvinde skal blive gravid, er der flere forskellige ting, der skal ske samtidig:

- I kvindens æggestok skal en ægcelle være moden og bevæge sig ned i æggelederen.
- Samtidig skal der være sædceller i nærheden, som kan befrugte ægget. Det er kun muligt én gang om måneden.
- Sædcellen skal kunne svømme hurtigt nok.
- Det befrugtede æg skal finde et godt sted i livmoderen, hvor det kan lægge sig.

Er der bare ét af disse krav, som ikke opfyldes, dannes der ikke en baby i kvindens mave. Nogle gange går det hele, som det skal, men alligevel bliver kvinden ikke gravid, og ingen ved hvorfor. Det er trist hver gang for et par, der ønsker sig et barn.

55

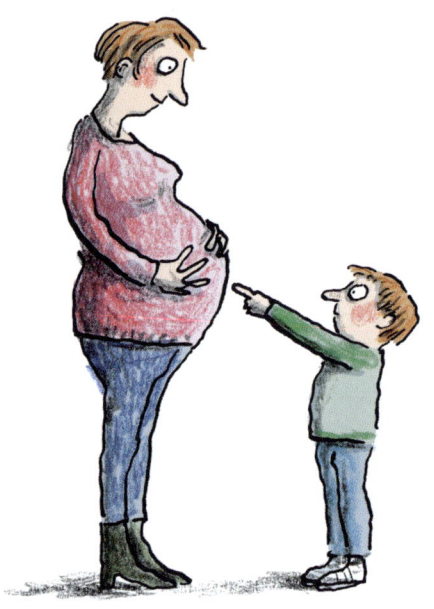

Gør det ondt, når man er gravid?

Gør det ondt, når man er gravid?

Nej, det gør ikke ondt at være gravid. Men nogle gange oplever kvinden, at det hele er lidt mere besværligt, end da hun ikke havde en baby i maven. I de første uger har hun det måske dårligt. Derudover forandrer hendes krop sig en hel del: Brysterne bliver større, og maven tykkere. Den laver plads til, at der kan være en baby, der hele tiden vokser. Mens det står på, kan man godt få ondt i ryggen, og det kan være anstrengende at gå på trapper. Desuden kan moren mærke bevægelser og spark fra babyen i maven. Det kan også nogle gange give et kort ubehag.

56

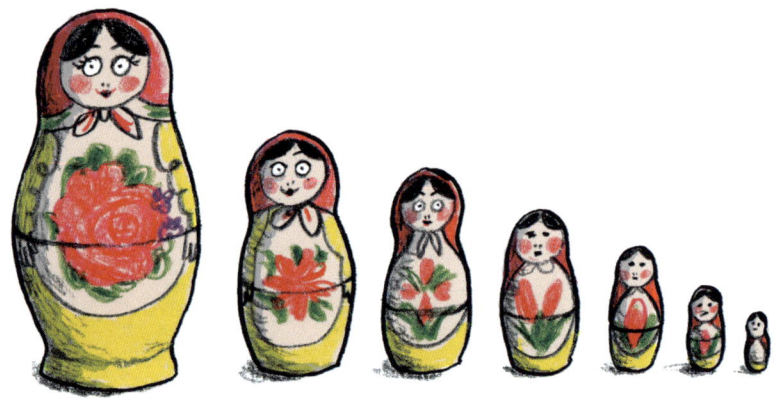

Hvor mange børn er det højeste, man kan få?

Hvor mange børn er det højeste, man kan få?

For cirka 300 år siden var der en russisk kvinde, som
skulle have været gravid 27 gange og have født 69 børn:
16 af dem var tvillingepar, 7 af dem var trillinger, og 4
af dem var firlinger. Det er rekorden. En mand kan få
mange, mange flere børn end en kvinde. Han bliver jo
ikke gravid og skal ikke vente ni måneder, indtil barnet er
vokset i maven. En mand kan for eksempel have sex med
flere forskellige kvinder, og de kan så med hans sæd hver
især få et barn. Efter sigende var det netop, hvad den
marokkanske Sultan Ismail ibn Sharif gjorde i 1600-tallet:
Han skulle have fået over 850 børn med 500 forskellige
kvinder.

57

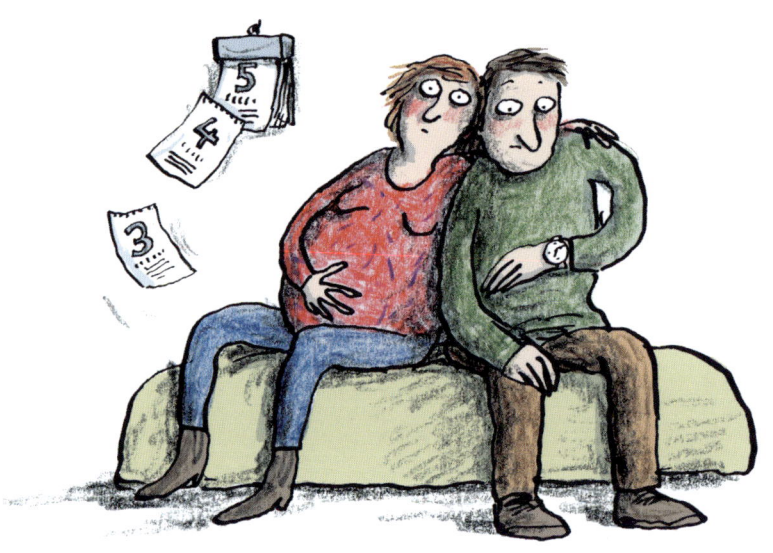

Hvor lang tid er
kvinden gravid?

Hvor lang tid er kvinden gravid?

En graviditet varer cirka ni måneder eller rettere sagt 40 uger. I løbet af den tid udvikler foreningen af en lillebitte sæd- og ægcelle sig til et færdigt menneske. Nogle gange kommer barnet en smule tidligere eller nogle dage senere til verden. Så man kan ikke helt præcist forudsige tidspunktet for barnets fødsel.

58

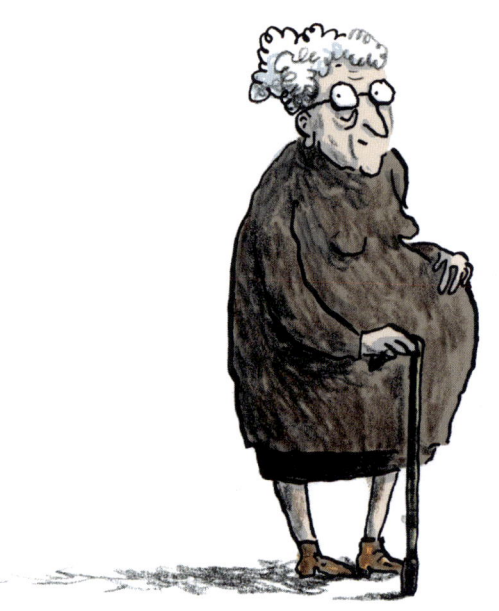

Kan en bedstemor
få børn?

Kan en bedstemor få børn?

Det kommer an på, hvor gammel bedstemoren er, og om hun stadig har ægceller, der modnes.

I puberteten begynder pigens krop regelmæssigt at lade en ægcelle modnes. Dette foregår gennem mange år indtil et tidspunkt, hvor kvinden er mellem 45 og 55 år, og der ikke er flere æg tilbage. Så er det ikke længere muligt for en kvinde at blive gravid. Denne periode, hvor kroppen igen omstiller sig, kalder man overgangsalderen. Så hvis en bedstemor ikke er så gammel, kan hun godt blive gravid.

For mænd er det anderledes. Deres kroppe begynder også at udvikle sig i puberteten og danne sædceller. Når de bliver ældre, kommer der mindre sæd, men kroppen stopper ikke helt med produktionen. Derfor kan ældre mænd også godt blive fædre.

59

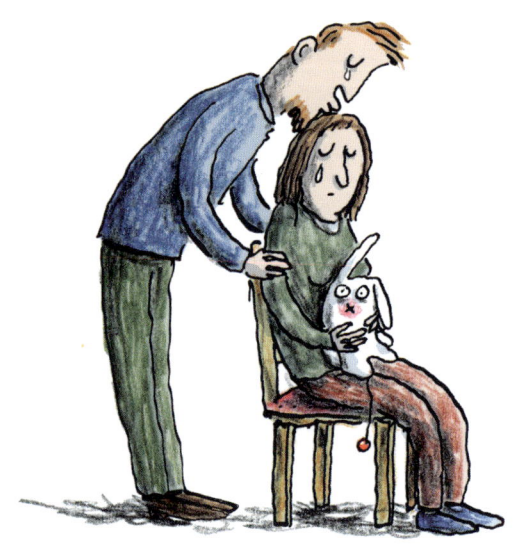

HVORFOR ER DER NOGEN,
DER MISTER DERES BABY?

Hvorfor er der nogen, der mister deres baby?

Ikke alle gravide kvinder føder en baby efter ni måneders graviditet. Nogle gange er der problemer, fordi barnet ikke vokser i maven. Så dør fosteret, før det kommer til verden. Nogle gange bliver et barn også født alt for tidligt. I de første måneder af dets liv er det stadig for småt til at kunne leve uden for morens mave. For forældrene er abort eller for tidlig fødsel meget svært, fordi de oftest har glædet sig meget til at få et barn. De fleste kvinder kan dog godt blive gravide igen og få en sund og rask baby.

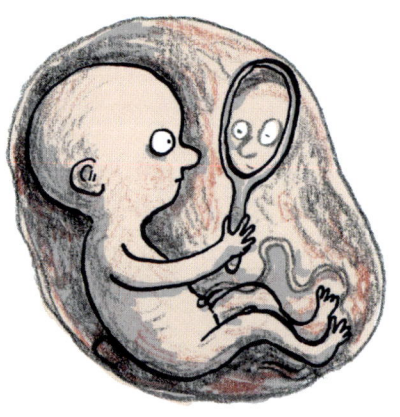

Hvordan ser man ud, når
man ligger i sin mors mave?

Hvordan ser man ud, når man ligger i sin mors mave?

Til at starte med er alle børn bare en lillebitte cellemasse. Den bliver større og større og former sig langsomt til et menneske med hoved, krop, arme og ben. Der findes billeder af den ni måneder lange graviditet, som viser, hvordan det ser ud i morens mave, stadie for stadie. På billeder fra den første måned ligner babyen lidt en alien! Men til allersidst i graviditeten er babyen færdigudviklet. Babyen er højst en smule rynket, fordi den har ligget helt tæt foldet sammen i fostervand i livmoderen.

61

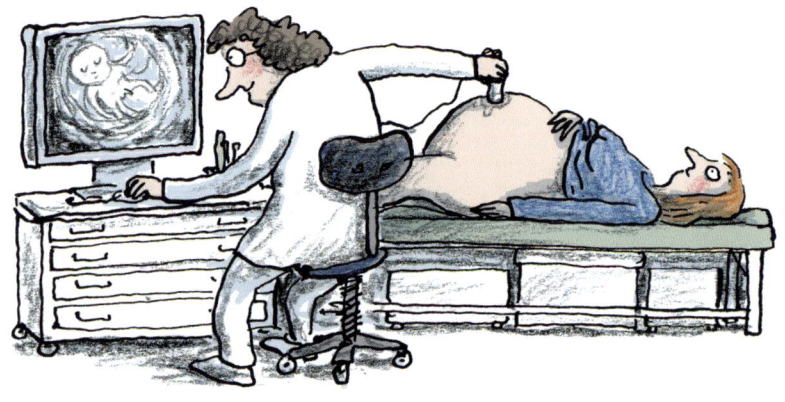

I hvilken måned kan man vide,
om det bliver en dreng
eller en pige?

I hvilken måned kan man vide, om det bliver en dreng eller en pige?

Cirka halvvejs inde i graviditeten (altså i 4.-5. måned) kan en læge som regel bestemme barnets køn ved at kigge ind i livmoderen ved hjælp af ultralydsudstyr. Hvis barnet ligger på den rigtige måde, kan man se enten testikler og penis eller kønslæber mellem barnets ben. Barnets køn bliver allerede bestemt på det tidspunkt, hvor ægcellen fra moren smelter sammen med sædcellen fra faren.

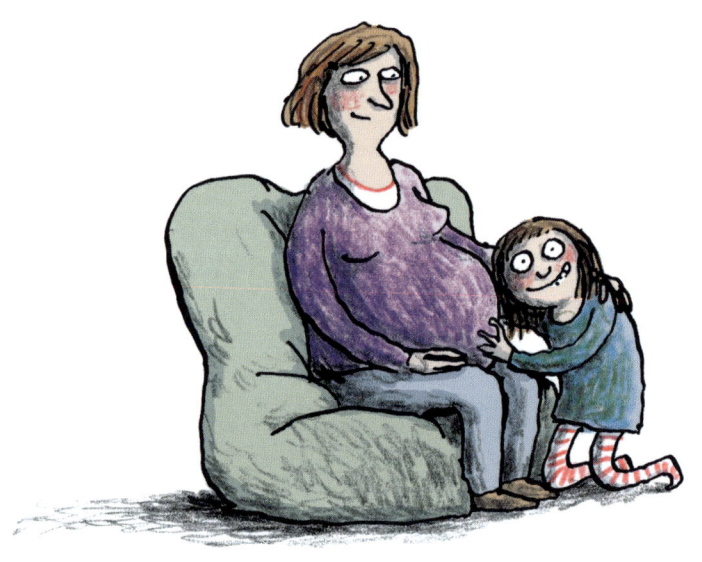

Kan en baby prutte i maven?

Kan en baby prutte i maven?

Nej, en baby kan ikke prutte, mens den ligger i sin mors
mave, fordi babyens mave og tarme ikke fungerer endnu.
Derfor kan der heller ikke danne sig luft i babyens mave,
som skal pruttes ud. Men babyen kan drikke fostervand
og tisse.

63

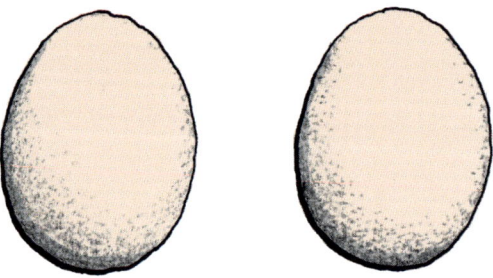

Hvorfor ligner mange tvillinger hinanden så meget?

Hvorfor ligner mange tvillinger hinanden så meget?

Nogle tvillinger ligner hinanden som to dråber vand. Det gør de, fordi de begge er blevet skabt af den samme befrugtede ægcelle. Ægcellen har ikke – som det oftest sker – videreudviklet sig til ét barn. Den har faktisk delt sig – i to ens dele. Nogle tvillinger har altså nøjagtig de samme kendetegn: køn, hårfarve, næseform og så videre. Nogle gange er det nærmest umuligt at kende dem fra hinanden, allerhøjest på fingeraftrykket. Det kaldes at være enæggede tvillinger.

Der findes også tveæggede tvillinger, som ikke ligner hinanden fuldkomment. De dannes, når to sædceller ved befrugtningen møder to forskellige ægceller. Deres udseende kan være meget forskellige eller meget ens, ligesom det er med søskende generelt.

64

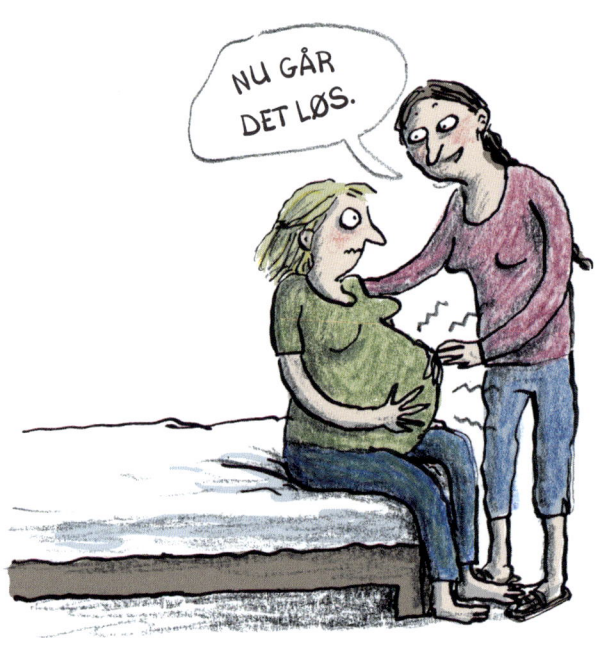

HVORFOR GØR DET SÅ ONDT AT FØDE?

Hvorfor gør det så ondt at føde?

Under en fødsel trækker livmoderens muskler sig kraftigt sammen igen og igen for at hjælpe babyen ud. Det kaldes veer. At have veer gør meget ondt og kan være meget anstrengende for moren, særligt hen mod slutningen af fødslen. Hvis hun laver dybe vejrtrækninger og nogle særlige bevægelser, kan det hjælpe, så hun bedre kan holde veerne ud. Det kan også hjælpe moren, at hun ved, at på et tidspunkt er smerterne forbi. Og så kan hun endelig få lov til at holde sit lille barn i armene! Går det alt for voldsomt for sig under fødslen, kan kvinden få en indsprøjtning mod smerterne.

65

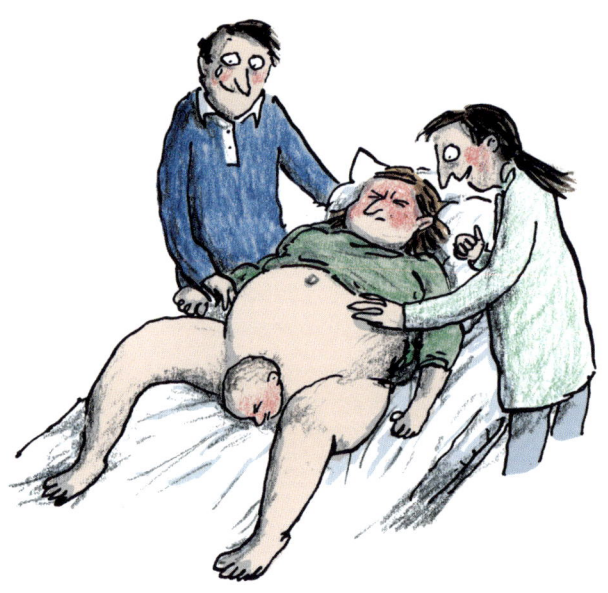

Hvorfor skal man presse,
når babyen kommer?

Hvorfor skal man presse, når babyen kommer?

Ved en fødsel har babyen en vanskelig og anstrengende tur foran sig. Til at starte med gør morens krop arbejdet selv: Musklerne i livmoderen trækker sig sammen igen og igen og presser babyens hoved i retning mod skedeudgangen. Det er veerne. I den sidste fase af fødslen kommer presseveerne, som er med til at skubbe babyen ud. De fleste kvinder kan på det tidspunkt slet ikke gøre andet end at presse hårdt. Det føles lidt ligesom, hvis man sidder på toilettet og skal trykke en meget stor pølse ud.

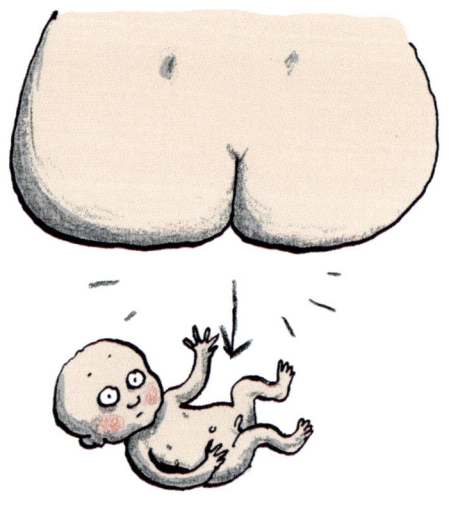

Kan en baby også komme ud af numsen?

Kan en baby også komme ud af numsen?

Nej! Numsehullet – som også bliver kaldt endetarms-
åbning eller anus – er hos mennesker og pattedyr det
sted, hvor tarmene ender, og hvor kun afføring kommer
ud. Babyen vokser inde i livmoderen. Derfra er der ingen
forbindelse til numsehullet. Den eneste udgang fra livmo-
deren er skedeåbningen.

67

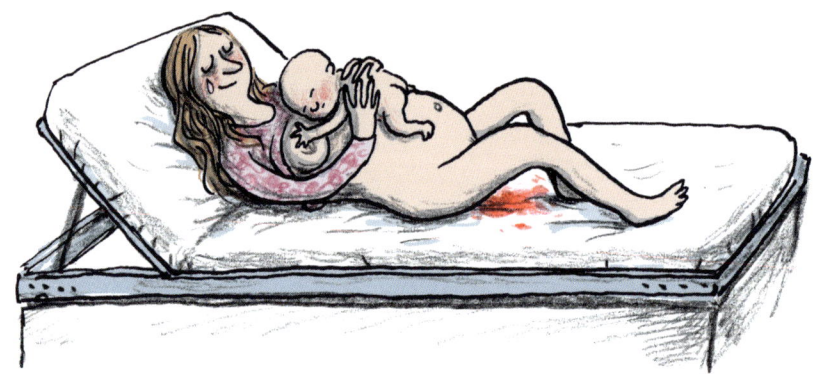

Bløder man fra skeden,
når man føder?

Bløder man fra skeden, når man føder?

For det meste er en fødsel ikke særlig blodig. Men når babyen bliver presset ud gennem den snævre skede, kan der godt – sammen med fostervandet – komme lidt blod eller blodigt slim med ud. Efter moren har født barnet, presser hun lidt senere også moderkagen ud af skeden. Den har helt indtil fødslen sørget for blod og nærings-stoffer til babyen, men nu skal den ikke længere bruges til noget. Det kan godt se lidt blodigt ud.

68

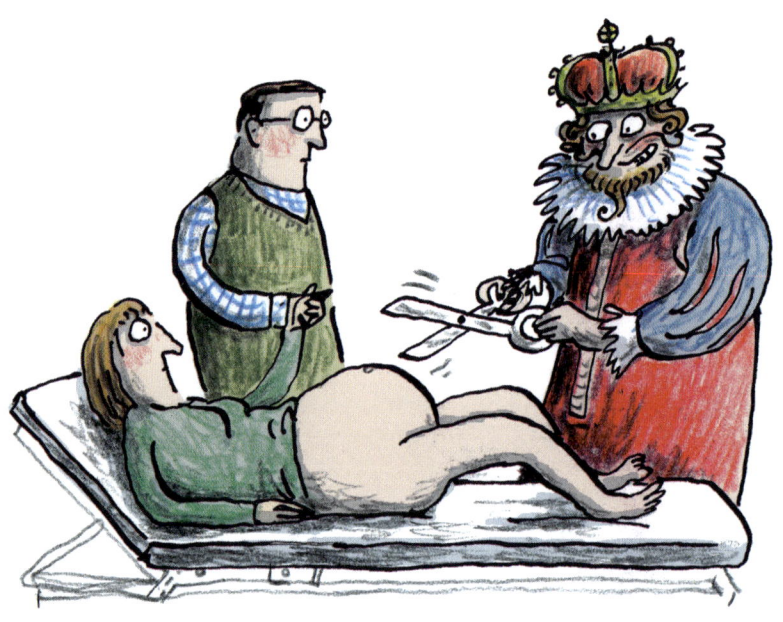

Hvad er et kejsersnit?

Hvad er et kejsersnit?

Hvis en baby ikke kan blive født ud gennem skeden – måske fordi den ligger forkert eller er for stor – laver man et kejsersnit. Det er en operation, hvor et lille stykke af maven og livmoderen bliver skåret op. Babyen bliver så løftet ud af maven, navlestrengen bliver klippet over, og derefter bliver morens mave syet sammen igen. Navnet kejsersnit kommer af, at det første barn, der blev født på den måde, menes at være den romerske kejser Julius Cæsar.

69

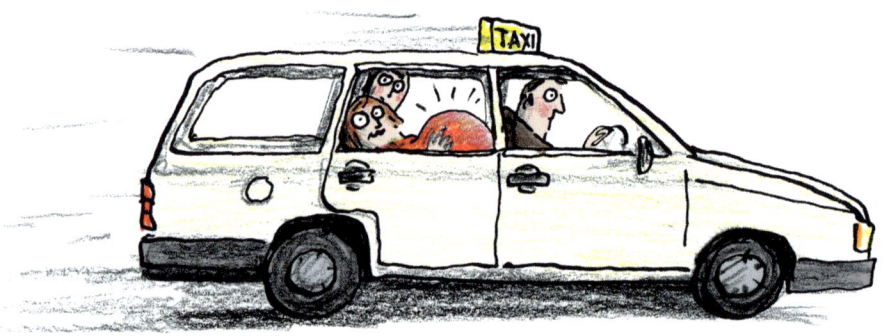

Hvor lang tid varer det,
før babyen er født?

Hvor lang tid varer det, før babyen er født?

Fødsler kan have meget forskellig varighed. Nogle gange har en kvinde veer over mange, mange timer, og det kan vare en hel dag, inden barnet endelig er født. Der findes dog også ret hurtige fødsler, hvor babyen kommer til verden efter ganske kort tid. Nogle gange sker det endda i bilen på vej til sygehuset. Derfor kan man ikke i forvejen sige, hvor lang tid en fødsel varer.

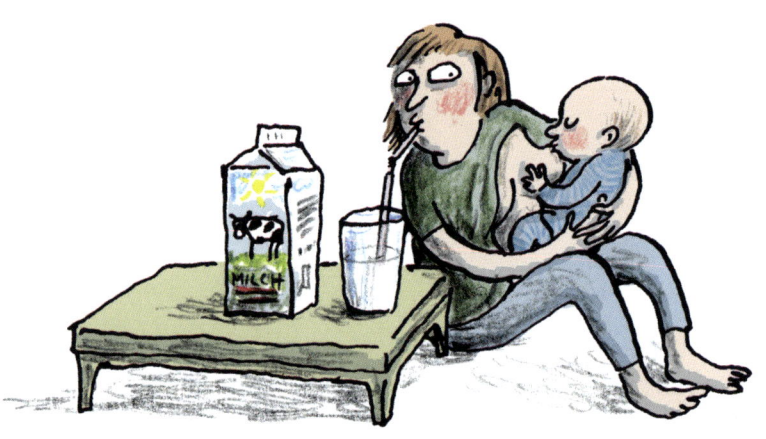

Hvordan kommer mælken
ind i brysterne?

Hvordan kommer mælken ind i brysterne?

En kvindes bryster består indvendigt af nervebaner, fedt-
væv og mælkekirtler, som gennem mange små forgrene-
de gange i brystet fører ned til brystvorten. I starten er
mælkekirtlerne stadig små og ubetydelige, fordi de ikke
bliver brugt til noget. Men når en kvinde bliver gravid,
vokser mælkegangene sig større og bliver mere forgre-
nede. Og når barnet er født og sutter hårdt på brystet,
dannes mælken i mælkegangene, og så kan barnet få
mad.

71

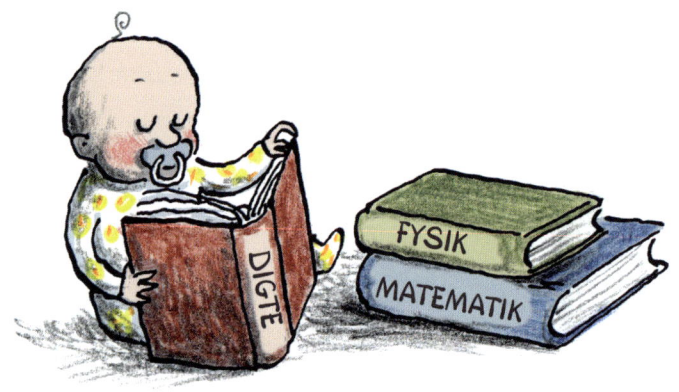

Er børn kloge, når de bliver født?

Er børn kloge, når de bliver født?

Børn har fra fødslen en hjerne, der fungerer godt, og som er grundlag for, at man kan blive klog. Allerede i de første timer af barnets liv lærer det nye ting, og barnets hjerne arbejder på højtryk. Børn bliver altså ikke født kloge. Men de bliver hele tiden klogere, når de ser, oplever og lærer mange nye ting.

72

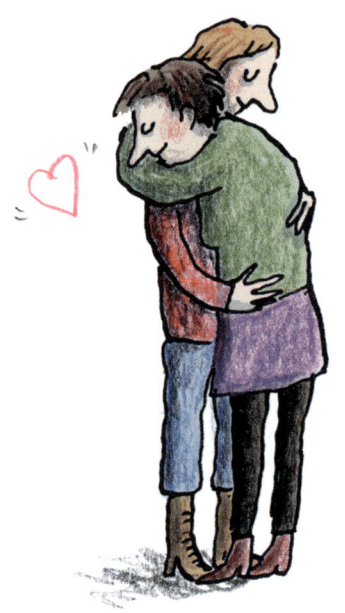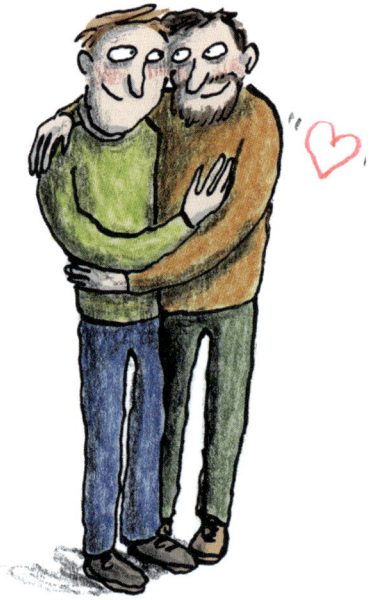

Hvad vil det sige at
være homoseksuel?

Hvad vil det sige at være homoseksuel?

At være homoseksuel betyder, at man tiltrækkes af personer, der er af samme køn som ens eget. Mænd, som kun bliver tiltrukket af andre mænd, kalder man også bøsser. Kvinder, der kun bliver tiltrukket af andre kvinder, kaldes lesbiske.

Mange homoseksuelle tør ikke fortælle det, fordi de er bange for, at andre ikke bryder sig om det. Hvert menneske er forskelligt: Der findes venstre- og højrehåndede, bøsser og lesbiske, sporty og mindre sporty typer, stille og højrøstede mennesker. Hovedsagen er, at alle føler sig godt tilpas, sådan som de er!

73

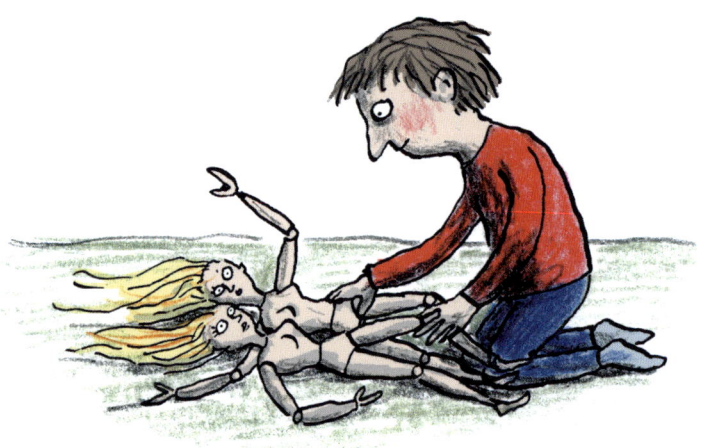

Hvordan har kvinder sex med kvinder og mænd sex med mænd?

Hvordan har kvinder sex med kvinder og mænd sex med mænd?

Sex uden en penis, som bliver ført ind i en skede, kan godt lade sig gøre! For sex er så meget mere end det, man lige forestiller sig. Det gælder mænd, der er sammen med kvinder; mænd, der er sammen med mænd; og kvinder, der er sammen med kvinder.

De kysser og krammer, kærtegner og berører hinandens bryster, penisser, skeder og numser. De ophidser hinanden og oplever det vidunderlige, som man kalder orgasme. Så lesbiske kvinder og homoseksuelle mænd har altså også sex – ligesom alle andre par, som elsker hinanden og gerne vil mærke hinanden. Den eneste forskel er, at de ikke kan lave et barn, når de har sex.

74

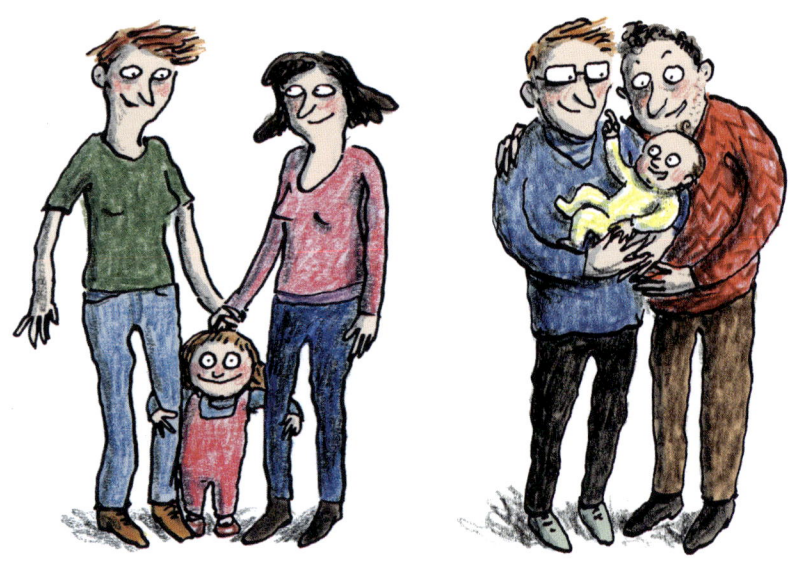

kan bøsser få børn?
kan lesbiske få børn?

Kan bøsser få børn? Kan lesbiske få børn?

To mennesker af det samme køn kan ikke få børn på den sædvanlige måde. For at lave et barn skal man jo bruge en sædcelle og en ægcelle – så homoseksuelle par vil altid mangle en af delene. Men bøsser og lesbiske har mulighed for at adoptere et barn eller tage et plejebarn ind i familien.

Hvis et homoseksuelt par gerne vil have deres eget barn, bliver det noget mere kompliceret. Mange lesbiske par får doneret sæd fra en mand, de kender. Eller også køber de sæd fra en mand. Bøssepar beder nogle gange en kvinde om at få et barn for dem. Hvis denne kvinde er lesbisk, og dette par også gerne vil have et barn, så har barnet pludselig fire forældre! Familier med to mødre eller to fædre kaldes for regnbuefamilier.

75

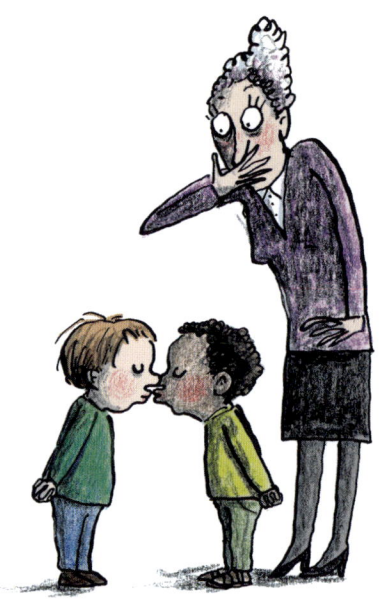

Kan børn være homoseksuelle?

Kan børn være homoseksuelle?

Oftest er det først i løbet af puberteten, at unge men-
nesker bliver klar over, om de er homoseksuelle eller ej.
Nogle ved det allerede tidligt, mens andre først opdager
som voksne, at de faktisk altid kun har kunnet forelske
sig i deres eget køn. Når to drenge eller to piger bru-
ger meget tid sammen, omfavner hinanden og fortæller
hinanden deres private hemmeligheder, er det langt fra
et tegn på, at de er homoseksuelle. Måske er de bare de
bedste venner!

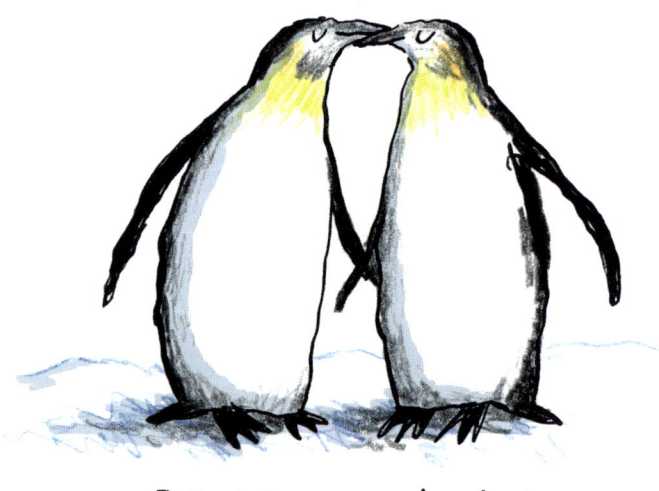

PETER   KLAUS

Kan dyr være homoseksuelle?

Kan dyr være homoseksuelle?

Blandt mange dyrearter kan der opstå forhold mellem artsfæller af samme køn. Det kan være kortvarig sex, et forhold på nogle måneder eller et samvær, der strækker sig over et helt dyreliv. Ligesom hos mennesker kan det også være meget forskelligt blandt dyrene. Der findes for eksempel 'homoseksuelle' pingvinpar, som stjæler æg, ruger dem ud og opdrager afkommet som deres eget. Der findes også abehunner, som tilfredsstiller hinanden seksuelt. Præcis som mennesker har nogle dyr ikke kun sex for at formere sig, men også fordi det er sjovt og gør dem glade.

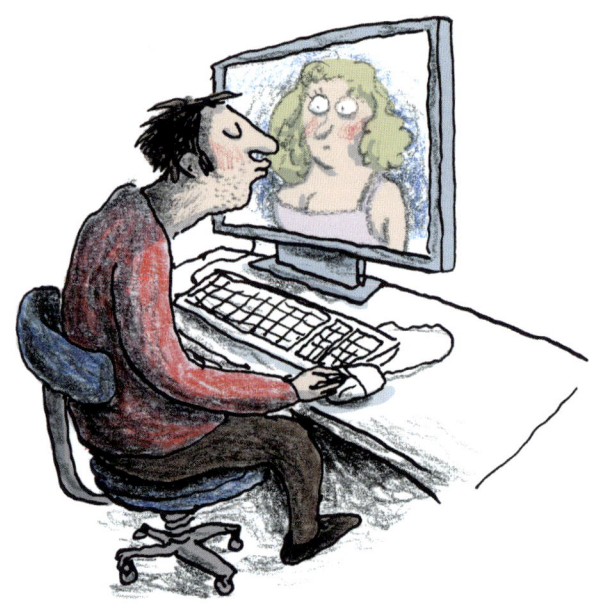

Hvad er cybersex?

Hvad er cybersex?

Cyber er et ord, der bruges, når det handler om internettet. Cybersex er sex på nettet – for eksempel når man deler sine forestillinger om sex med andre. Det kan ske på en chatside, hvor man skriver til hinanden om sex. Man kan også tale med hinanden over Skype, eller man kan mødes i en virtuel verden, hvor man spiller en opdigtet person og har sex med andre, der leger den samme leg. Ved cybersex bruges der noget teknik – computere og internet – så folk kan mødes på den måde i stedet for i virkeligheden.

78

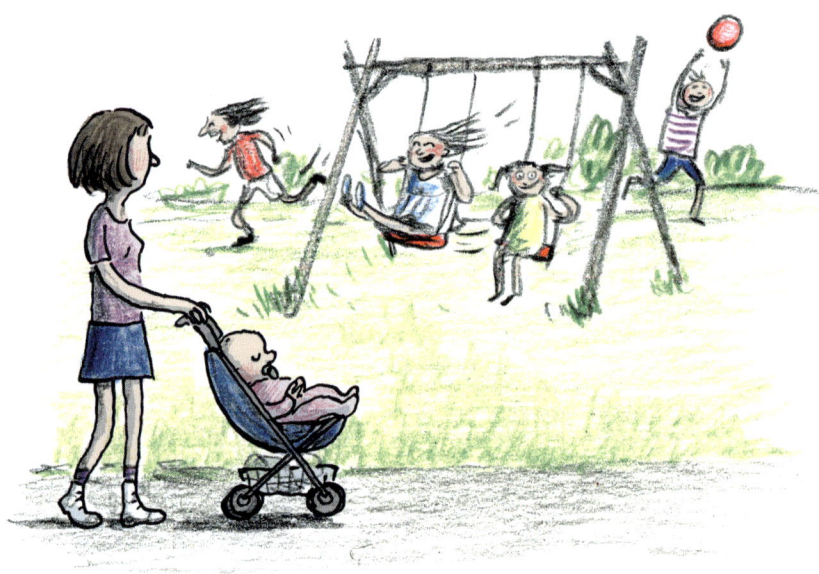

Er det dumt at få et barn,
når man er 11–12 år?

Er det dumt at få et barn, når man er 11-12 år?

Det er meget sjældent, at en så ung pige eller dreng bliver forældre til et barn. Hvis det sker, vil det være en meget svær situation både for pigen og den unge far. De er jo stadig kun børn selv, der gerne vil lege og have det sjovt. Desuden er så ung en pigekrop ikke fuldt udviklet, og derfor kan både graviditet og fødsel være meget kompliceret. For det meste overtager pigens og drengens forældre ansvaret for barnet. De kan hjælpe med de daglige opgaver.

79

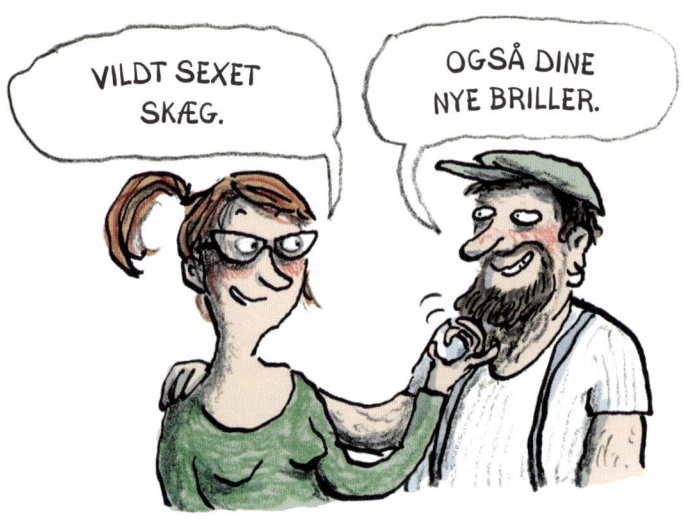

Hvad betyder sexet?

Hvad betyder sexet?

Når man om en fyr siger: "Han er virkelig sexet!" mener man, at han er både lækker og tiltrækkende. Desuden ser han ofte godt ud, har en flot krop og en stærk udstråling. Man kan også sige om tøj, at det er 'sexet', for eksempel når det sidder virkelig stramt om kroppen, er meget lårkort, eller hvis en top er meget nedringet. Alle mennesker har deres egne ideer om, hvad der er sexet. Nogle synes, at mellemrum mellem tænderne er sexede, andre er vilde med lange ben eller en kort nederdel. Nogle synes, en rå stemme er sexet, mens andre er vilde med en lille skønhedsplet over læben.

80

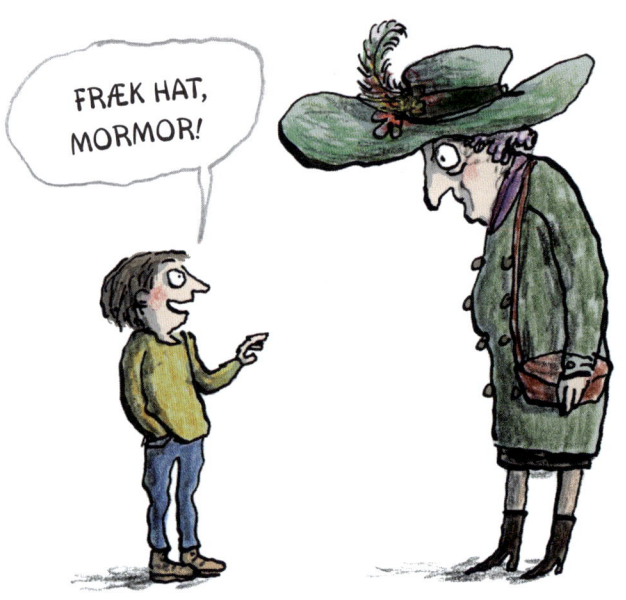

Hvad betyder liderlig?

Hvad betyder liderlig?

Gennem tiden har ordet liderlig haft mange forskellige betydninger. I middelalderen var det et helt normalt udtryk for lystig eller kåd. Senere er det også blevet brugt til at udtrykke, at noget er afskyeligt eller skammeligt. I dag bruges det om det at være seksuelt ophidset, men også i overført betydning om det at være så begejstret for noget, at det næsten er sygeligt. For eksempel kan man være magtliderlig eller liderlig efter penge.

81

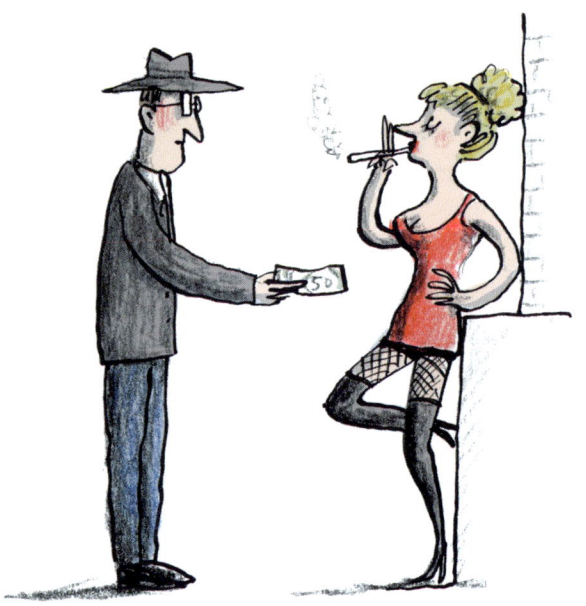

HVAD ER EN LUDER?

Hvad er en luder?

Man bruger ordet luder om en kvinde, der tjener penge
på at have sex med mænd. Luder er et krænkende ord.
Mange mennesker synes derfor, det er bedre at bruge
ord som sexarbejder eller prostitueret.

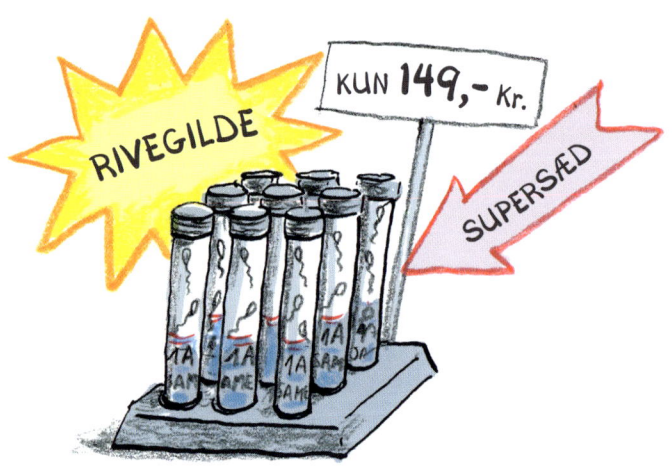

Hvordan bliver en mand sæddonor?

Hvordan bliver en mand sæddonor?

En sæddonor er en mand, der sælger sine sædceller. De bliver indsamlet og frosset ned i en sædbank. Her bliver sæden enten gemt, så læger kan bruge den i forskning, eller givet til par, der ikke kan få børn uden at få hjælp. Hvis en mand gerne vil være sæddonor, skal han først gennem en grundig undersøgelse. Han må ikke være syg, og hans sædceller skal være af god kvalitet.

83

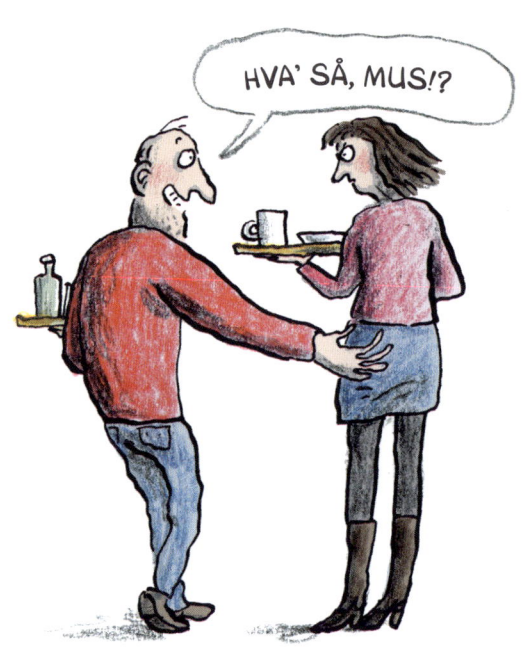

Hvad er sexchikane?

Hvad er sexchikane?

Når nogen bevidst irriterer og generer dig, og du ikke kan få vedkommende til at stoppe, kaldes det chikane. Måske har du oplevet det?

Ved sexchikane handler chikanen om sex. Det kan for eksempel være:

- Når nogen konstant følger efter dig og fortæller dig, hvor sexet du er. Vedkommende holder ikke op, selv om du synes, det er ubehageligt.
- Hvis nogen taler om din krop eller om sex på en måde, der er pinlig og gør dig utilpas.
- Hvis nogen uopfordret viser dig billeder, som viser mennesker, der er nøgne eller har sex.
- Hvis nogen rører dig på kroppen, og du finder det ubehageligt.

Det er vigtigt, at du respekterer dine egne følelser. Så snart du føler dig utilpas, er det godt at fortælle det til en voksen, som du stoler på. Den voksne kan hjælpe dig med få den seksuelle chikane stoppet.

84

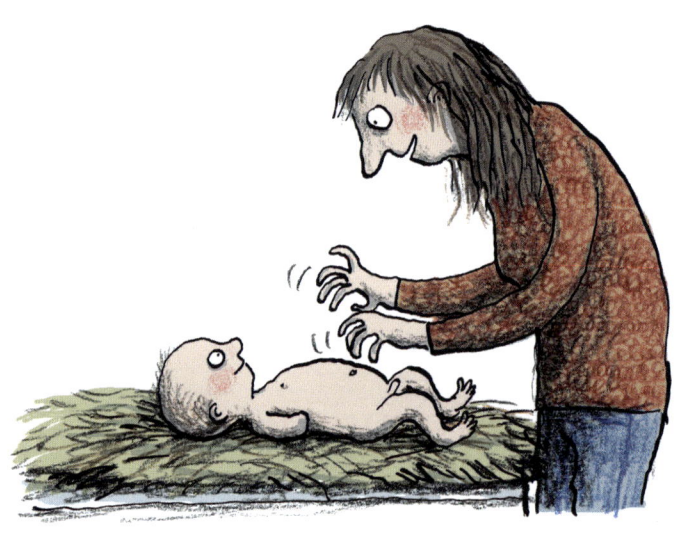

Hvordan bliver et barn handicappet?

Hvordan bliver et barn handicappet?

Et handicap kan være nedarvet, ligesom det kan opstå i løbet af den komplicerede proces, som dannelsen af et barn faktisk er. Nogle gange får barnet for lidt ilt under fødslen, hvilket kan føre til, at barnet får et handicap. Det er meget få børn, der kommer til verden med et af de mange handicap, der findes.

For eksempel:

- Børn, som ikke kan se eller høre.
- Børn, som ikke har kontrol over deres bevægelser.
- Børn, som ikke udvikler sig lige så meget, som andre børn gør.

85

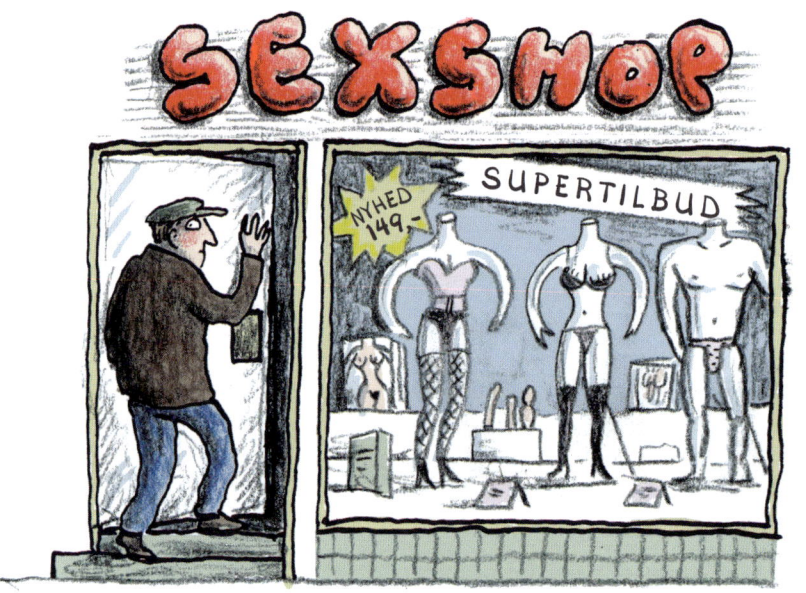

HVAD LAVER MAN
I EN SEXSHOP?

Hvad laver man i en sexshop?

En sexshop er en butik, hvor man kan købe mange forskellige ting, der har med sex at gøre: For eksempel film og blade med sex, undertøj og ting, som man kan anvende under sex. Sexfilm, -blade og -bøger kaldes også porno. Nogle voksne ser porno for at blive ophidsede. Ofte har den slags sex, som vises i porno, dog ikke ret meget med den virkelige verden at gøre.

86

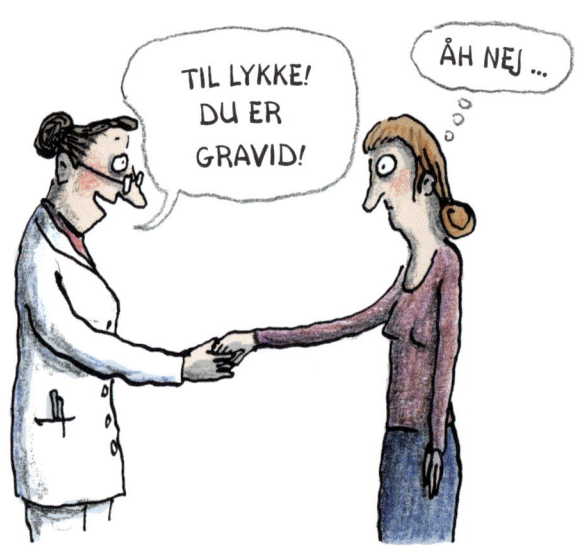

Når man er gravid og ikke vil
have en baby – hvad gør man så?

Når man er gravid og ikke vil have en baby – hvad gør man så?

Alle kvinder, der bor i Danmark, har ret til – gratis – at få afbrudt graviditeten inden den 12. uge i graviditeten. Det kaldes for en abort. Første skridt mod en abort er, at du går til din læge. Han eller hun vil fortælle dig om dine muligheder og også om de følger, der kan være af at få en abort. Du har selvfølgelig mulighed for at stille spørgsmål til lægen. Skriv dem eventuelt ned på forhånd, så du er sikker på, at du husker dem.

87

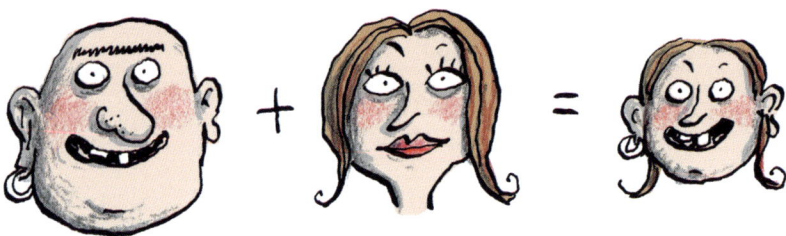

Hvorfor er alle mennesker forskellige, og hvorfor er der alligevel nogen, der ligner hinanden?

Hvorfor er alle mennesker forskellige, og hvorfor er der alligevel nogen, der ligner hinanden?

Der findes kun én af dig i verden! Det skyldes, at på det tidspunkt, hvor befrugtningen sker, smelter én bestemt ægcelle fra din mor og én bestemt sædcelle fra din far sammen. Var en anden sædcelle kommet bare et millisekund tidligere, så var det et andet menneske end dig, der var blevet født. Alle dine forældres ægceller og sædceller indeholder bestemte arveinformationer, som bliver givet videre ved befrugtningen: for eksempel blå øjne, en krum næse eller store fødder. Derfor ligner familiemedlemmer ofte hinanden mere eller mindre.

88

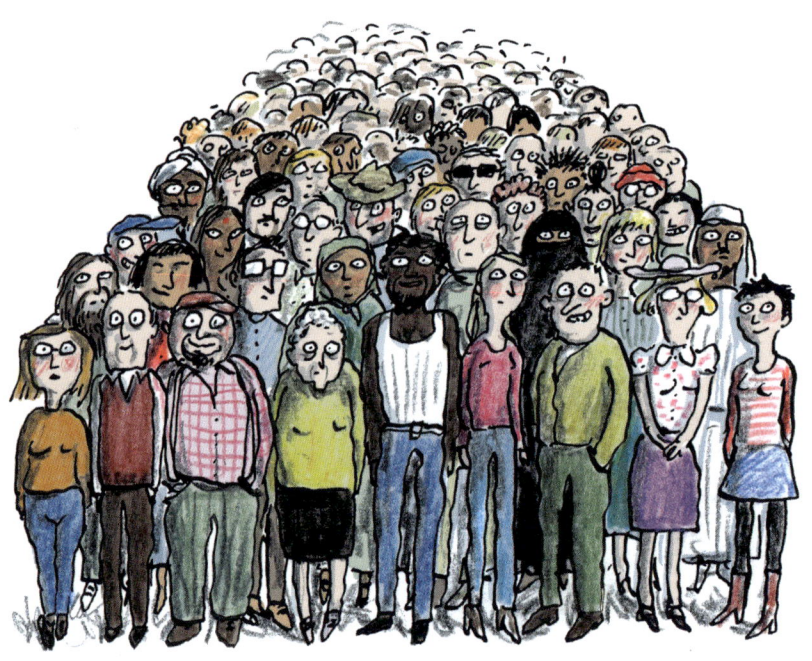

Hvor mange mennesker
har haft sex?

Hvor mange mennesker har haft sex?

Heldigvis skal ingen føre regnskab over, hvor ofte og med hvem de har sex. Men vi kunne godt bruge en liste for at kunne svare på det spørgsmål! At have sex hører menneskeheden til. Ellers ville vi slet ikke være her. Mennesker har sex, fordi de har lyst til det, fordi det gør dem glade, og fordi de gerne vil have børn. Hidtil har rundt regnet 110 milliarder mennesker levet på jorden. En lille del af dem har ikke haft sex. Dem trækker vi fra. Tilbage har vi ... mange milliarder mennesker.

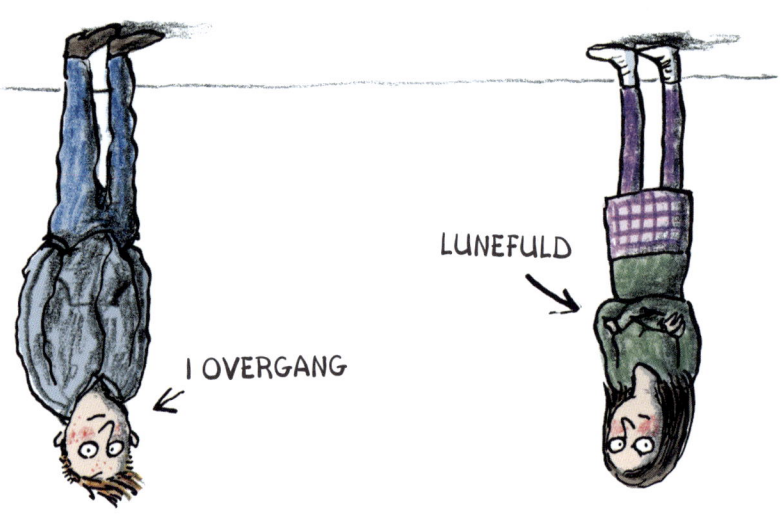

Er det underligt at være i puberteten?

Er det underligt at være i puberteten?

Underligt er et godt ord for den følelse, man får, når man i puberteten oplever, at mange ting er nye og anderledes: Piger får deres menstruation for første gang, drenge får deres første sædafgang, kroppen ændrer sig langsomt hen imod en voksenkrop. Man føler sig ikke rigtig som et barn længere, men man vil helst heller ikke behandles som en voksen. Underligt vildt og underligt dumt, underligt spændende og underligt usikkert, underligt sjovt og underligt frustrerende. Den tid, hvor man er i puberteten, føles forskellig for alle, og hver dag er ny. Det er virkelig underligt nogle gange!

90

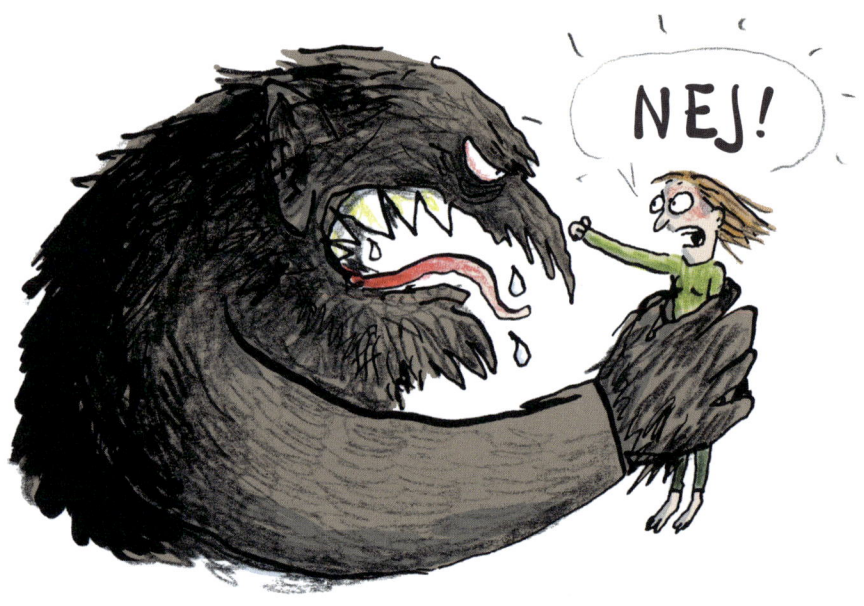

Hvad er voldtægt?

Hvad er voldtægt?

Ved en voldtægt bliver et menneske tvunget til at have sex ved hjælp af vold eller trusler om vold. Det er en rigtig slem oplevelse for den, som udsættes for voldtægten.

Seksualitet er for hver enkelt af os noget meget personligt, som vi selv kan og må bestemme over. Intet menneske har ret til at tvinge andre til at have sex. Hvis man voldtager et andet menneske, straffes man hårdt og skal i fængsel.

91

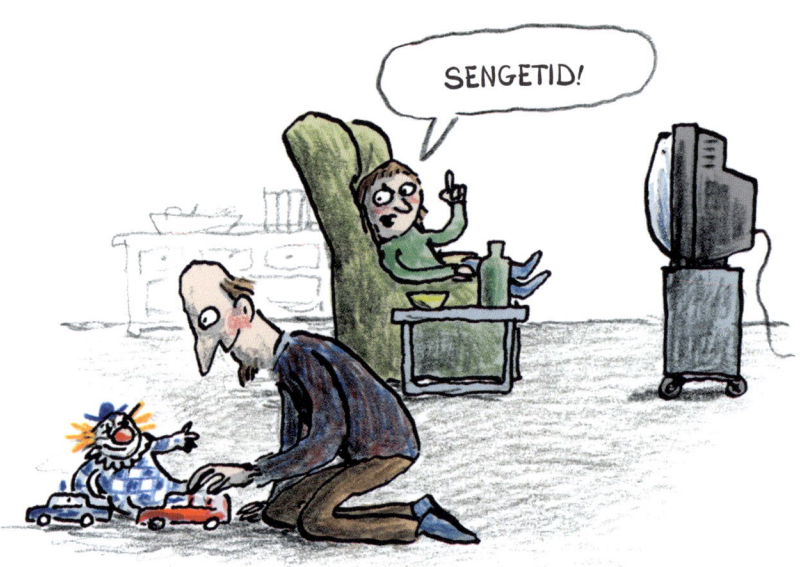

Hvad er bedst at være: barn eller voksen?

Hvad er bedst at være: barn eller voksen?

Til det spørgsmål vil et barn måske svare, at det helst vil være voksent. Så kan man selv bestemme, hvornår man går i seng, hvilke film man må se, og hvor tit man børster tænder. Det lyder som den syvende himmel. Men voksne tænker måske også tilbage på den skønne tid, hvor man endnu ikke selv skulle organisere og holde styr på alt, og hvor man kunne hoppe rundt, være højlydt og flabet og glemme tiden, fordi man var midt i en leg. Det bedste er, hvis man husker sig selv på, hvordan det er at være barn — så har man noget fra begge stadier, når man bliver voksen.

92

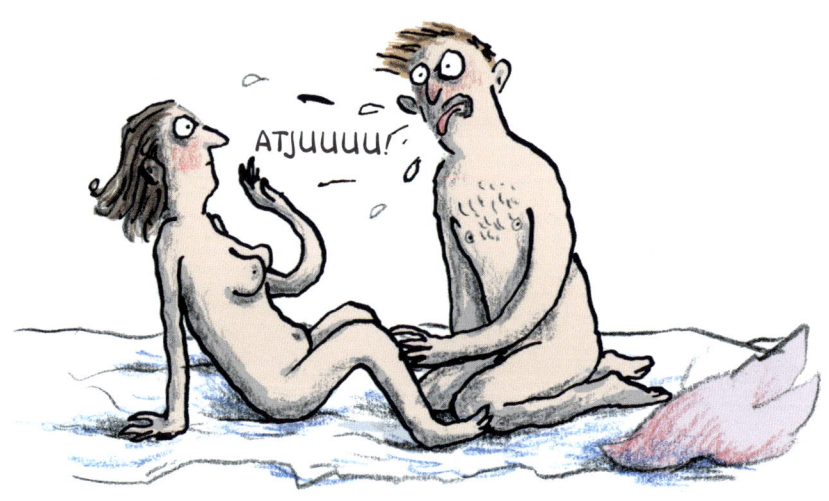

Er der fare for, at man bliver smittet med sygdomme, når man har sex?

Er der fare for, at man bliver smittet med sygdomme, når man har sex?

Når en person med influenza hoster tæt på dit ansigt, er der en risiko for, at du bliver smittet. Grunden er, at vira og bakterier overfører sygdommen. Under sex kan bestemte vira og bakterier også bevæge sig fra en krop til en anden. Man kan blive smittet af en, der selv er blevet smittet og derfor bærer smitten videre.

En farlig virus, som kan overføres, når man har sex, er HIV. Den sygdom, som kan blive udløst af HIV, hedder AIDS. Der findes også andre sygdomme, som for eksempel klamydia, som bliver overført ved sex, men ligesom med AIDS kan man beskytte sig mod dem ved at bruge kondom. Manden trækker kondomet ned over sin penis, så vira ikke kan bevæge sig fra den ene krop til den anden. Raske par, som har levet sammen længe og kun har sex med hinanden, behøver ikke at beskytte sig mod seksuelt overførte sygdomme.

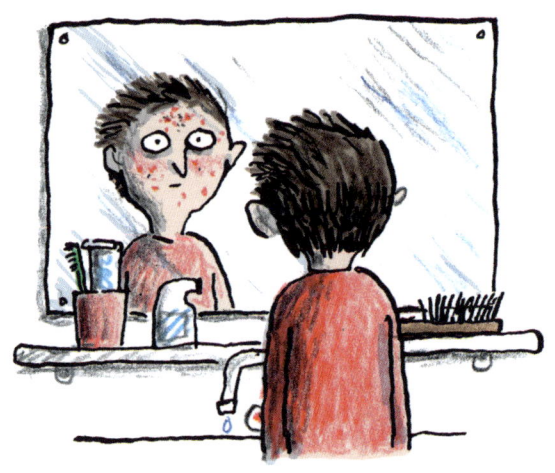

HVORFOR FÅR MAN BUMSER?

Hvorfor får man bumser?

Mange piger og drenge får bumser, når de kommer i puberteten. Ligesom med mange andre ændringer i puberteten skyldes bumserne hormoner. De sørger for, at kroppens udvikling fra barn til voksen finder sted. De sørger også for, at der bliver produceret mere fedt i de bittesmå porer i huden. Dette fedt kan gøre, at hudåbningerne stopper til, og nogle gange går der også betændelse i disse åbninger. Det er sådan, bumser opstår ... og det kan de blive ved med at gøre så længe, der produceres nye hormoner i kroppen.

94

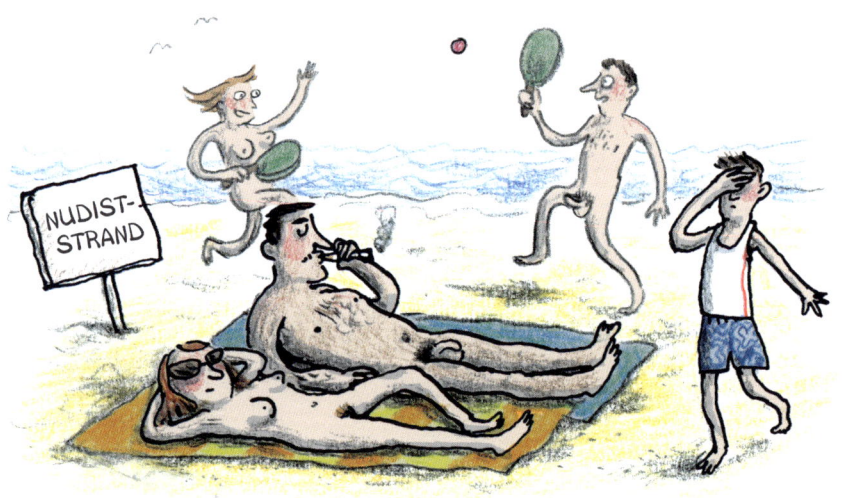

HVORFOR ER DET PINLIGT AT SE EN ANDENS PENIS ELLER SKEDE?

Hvorfor er det pinligt at se en andens penis eller skede?

Om sommeren render små drenge og piger tit nøgne rundt i haven og leger. Når de bliver større, gør de det ikke mere. Det skyldes, at børn i alderen 4-9 år lærer en ny følelse at kende: De begynder at kunne føle skam – både i forhold til andre og i forhold til sig selv. Børn opfatter med tiden, at nøgenhed er noget meget personligt. Derhjemme i familien kan alle være nøgne, men i supermarkedet ser man ingen uden tøj på. Pinlighed kan faktisk være en god følelse, som hjælper dig med at passe på dig selv. Som voksen har hvert menneske sin egen personlige grænse: Nogle går gerne nøgne i sauna, andre vil kun klæde om alene. Overalt i verden er der forskellige normer. Der findes indianere og andre naturfolk, der synes, det er helt normalt at være nøgne. Andre steder kan det være virkelig pinligt og skamfuldt bare at se en nøgen arm på et andet menneske.

95

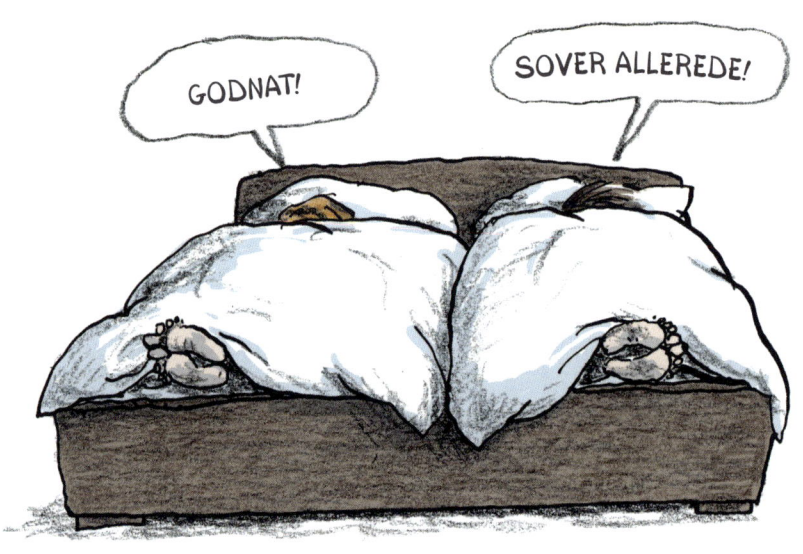

Hvad sker der, hvis man
ikke har lyst til sex?

Hvad sker der, hvis man ikke har lyst til sex?

Der sker ikke noget! Hvis man ikke har lyst, skal man ikke dyrke sex. Det er bedst at fortælle den anden, at man ikke har lyst. Voksne vil heller ikke altid have sex. Nogle gange er de trætte, kede af det eller sure, eller også har de bare ikke lyst.

96

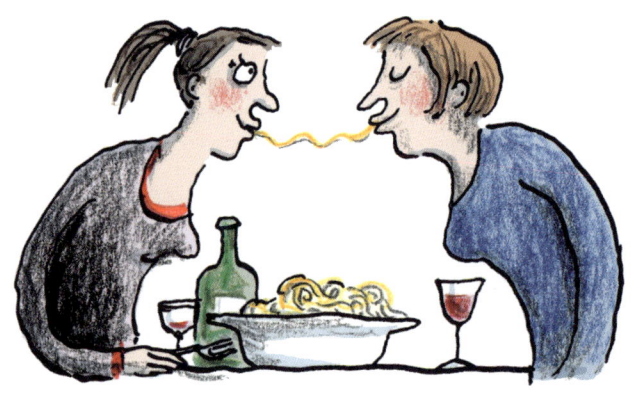

Hvorfor går kærlighed
gennem maven?

Hvorfor går kærlighed gennem maven?

Maven og kærlighed – hvad har de to ting egentlig med hinanden at gøre? Alle, der har prøvet at være rigtig forelsket, ved, hvordan og hvor meget det kan føles i den del af kroppen. Det kilder i maven. Nogle gange er man helt nervøs, eller også mister man fuldstændig appetitten.

"Kærlighed går gennem maven" er et ordsprog. Med det menes, at man ved at lave lækker mad kan vise sin kærlighed til en anden. Og omvendt: Når maven er fuld af god mad, kan man mærke kærligheden fra en anden. Du kender sikkert den behagelige følelse, når din bedstemor har lavet din livret, eller når man sidder med sine venner foran en pizza eller en megagod lasagne.

97

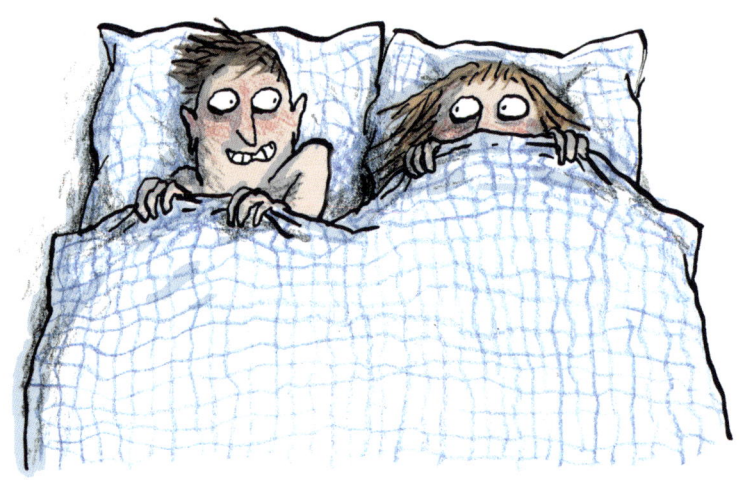

Er det pinligt at have sex?

Er det pinligt at have sex?

For to, der elsker hinanden og har kendt hinanden længe, er det som regel ikke pinligt at have sex. De stoler på hinanden og ved, hvordan den anden føler, og hvilke berøringer han eller hun godt kan lide. Alligevel kan sex også nogle gange føles pinligt. Måske fordi man viser sig fra en lidt ny side og giver slip på kontrollen, når man har sex: Man er nøgen, svedig og stønner af lyst.

98

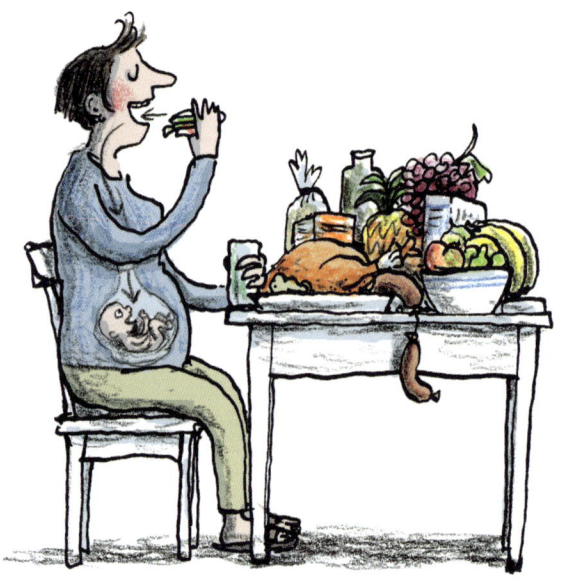

Hvad spiser babyer i deres mors mave? Og skal kvinder spise mere af den grund?

Hvad spiser babyer i deres mors mave? Og skal kvinder spise mere af den grund?

Mens babyen ligger i maven, kan den ikke selv spise. Alt hvad den har brug for, sørger morens krop for. Gennem navlestrengen får babyen vigtige næringsstoffer, som gør, at den kan vokse og udvikle sig. Babyen skal hverken tygge eller fordøje. Nogle gange drikker den fostervand. Det, som moren spiser, får babyen også. Derfor er det vigtigt, at en gravid kvinde tænker over, at det, hun spiser, er sundt – også en smule mere, end hun ellers ville gøre. Babyen har nemlig brug for mange næringsstoffer for at kunne vokse.

99

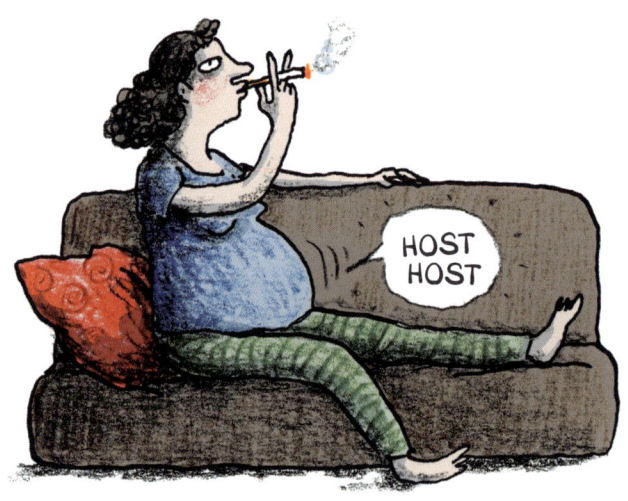

Hvad sker der, hvis en gravid
kvinde ryger?
Hvad sker der med barnet?

Hvad sker der, hvis en gravid kvinde ryger? Hvad sker der med barnet?

Rygning er skadeligt. Det gælder ikke kun for den gravide kvinde, men også for babyen i maven. Med røgen kommer der mange giftstoffer ind i morens blodbaner, og gennem navlestrengen kommer de også ned til babyen. De giftige stoffer forhindrer, at babyen får nok næringsstoffer og ilt, og så kan babyen ikke så godt udvikle sig. Børn af rygere er ofte små ved fødslen, og de kan have problemer med at trække vejret, ligesom de oftere end andre børn kan blive syge senere i barndommen. Det bedste er derfor, at moren slet ikke ryger under graviditeten.

100

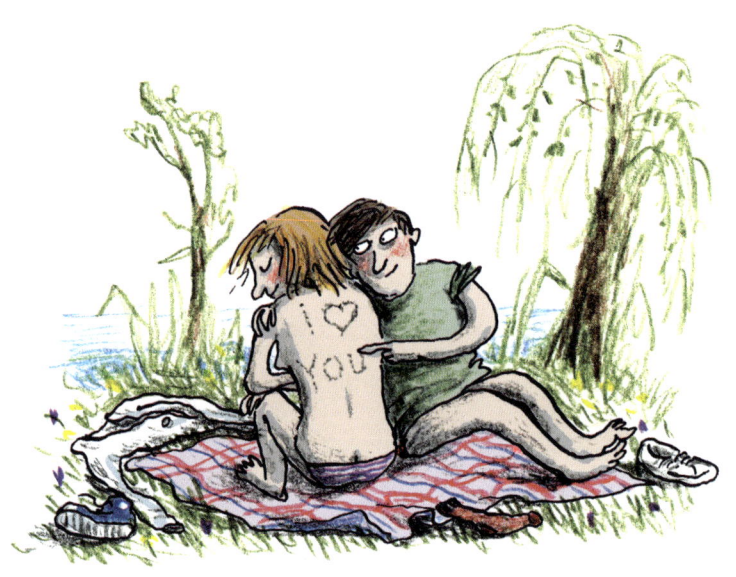

Kan man have
sex i puberteten?

Kan man have sex i puberteten?

Mange unge får deres første faste kæreste, mens de er i puberteten. Når forelskelsen vokser sig stor, vokser lysten også til at komme helt tæt på den anden – så tæt, at man allerhelst vil smelte sammen med hinanden. Når man har det sådan, er der mange, der har sex for første gang. Præcist hvornår man vil have sex for første gang – om man er 15 år, 18 år eller en helt anden alder – bestemmer man selv. Og så skal man naturligvis også spørge den anden, om han eller hun gerne vil.

Indholdsfortegnelse

Hvordan føles sex?
– og 99 andre spørgsmål fra børn om krop og seksualitet

Tekst: Katharina von der Gathen
Illustrationer: Anke Kuhl
Oversættelse: Mille Husballe Kristensen
Redaktion: Emilie Tholstrup og Per Straarup Søndergaard

© Straarup & Co 2020
1. udgave, 1. oplag

Originaltitel:
KLÄR MICH AUF
101 ECHTE KINDERFRAGEN RUND UM EIN AUFREGENDES THEMA
© 2014 Klett Kinderbuch, Leipzig/Germany

Dansk opsætning: Peder Hovgaard, ph7.dk

ISBN: 978-87-7018-789-3

straarupogco.dk

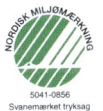